Irren ist menschlich

*Klaus Dörner, Ursula Plog, Thomas Bock,
Peter Brieger, Andreas Heinz, Frank Wendt (Hg.)*

Kapitel 9
Der sich und Andere bemühende Mensch
(neurotisches Handeln, Persönlichkeitsstörungen
und Psychosomatik)

Jens Plag, Ewald Rahn, Andreas Ströhle

Psychiatrie
Verlag

Die Herausgeber

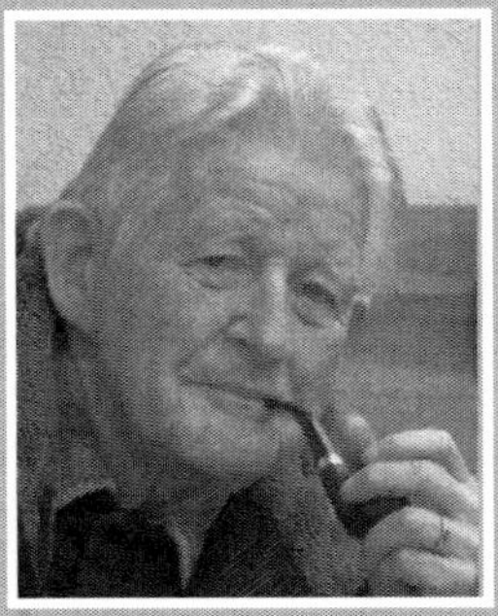

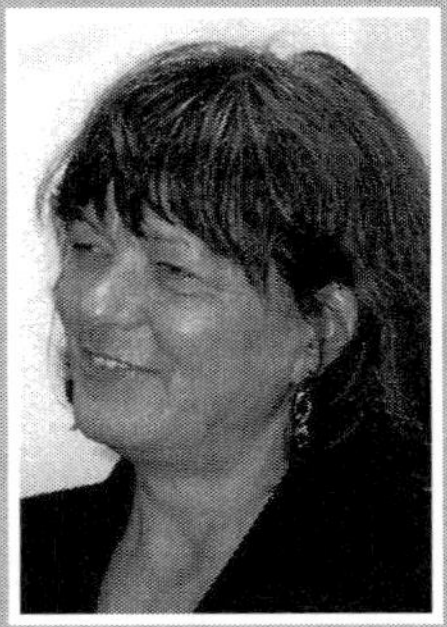

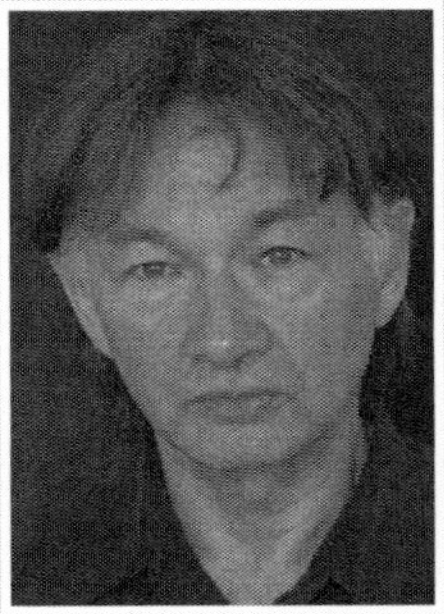

Klaus Dörner, em. Prof. Dr. med. Dr. phil., Jahrgang 1933, von 1980 bis 1996 Ärztlicher Leiter der Westfälischen Klinik für Psychiatrie Gütersloh, lehrte Psychiatrie an der Universität Witten-Herdecke. Arbeits- und Interessenschwerpunkte: Psychiatrie, Medizinethik, Geschichte der Moderne.

Ursula Plog, Dr. phil., Dipl.-Psych., Jahrgang 1940. Bis Ende 2000 Leiterin dreier Tageskliniken in Berlin. Vielfältige Lehrtätigkeit, seit 1976 prägende Mitarbeit im Ausschuss Fort- und Weiterbildung der DGSP. Ursula Plog starb am 4. Juli 2002.

Thomas Bock, Prof. Dr., Jahrgang 1954, hat als Psychologischer Psychotherapeut leitende Funktionen am Universitätsklinikum Hamburg-Eppendorf und hat mit Dorothea Buck Psychoseseminare und andere trialogische Projekte initiiert.

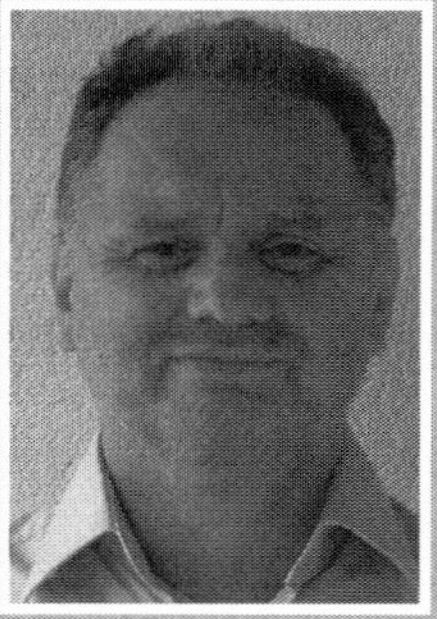 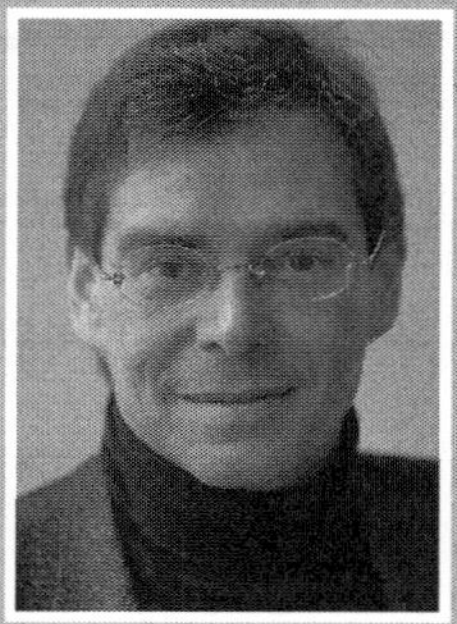 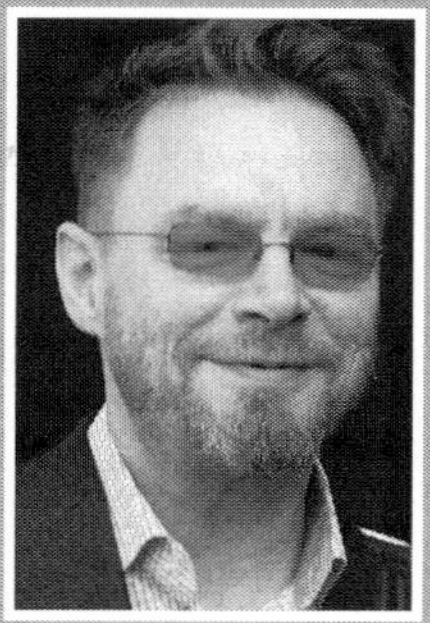

Andreas Heinz, Prof. Dr. med. Dr. phil., Jahrgang 1960, Direktor der Klinik für Psychiatrie und Psychotherapie am Universitätsklinikum der Charité, Berlin; stellvertretender Vorsitzender Aktion Psychisch Kranke e.V.

Peter Brieger, Prof. Dr. med., Jahrgang 1964, ist Facharzt für Psychiatrie und Psychotherapie. Seine beruflichen Stationen waren: Fulda, Frankfurt / Main, Universität Halle / Wittenberg und SpDi Stadt Halle / Saale (Leiter). Von 2006 bis 2016 Ärztlicher Direktor des Bezirkskrankenhauses Kempten, seit November 2016 des Isar-Amper-Klinikums München-Ost.

Frank Wendt, Dr. med., Jahrgang 1966, Facharzt für Psychiatrie und Psychotherapie mit DGPPN-Zertifikat Forensische Psychiatrie, arbeitete als wissenschaftlicher Mitarbeiter am Institut für Forensische Psychiatrie der Charité, ist als Dozent und in eigener Praxis tätig. An »Irren ist menschlich« ist er bereits seit der Bearbeitung von 2002 beteiligt.

Unter Mitarbeit von

Eva-Maria Franck

Uwe Gonther

Susanne Heim

Matthias Heißler

Ulrike Kluge

Susanne Menzel

Christiane Montag

Peter Mrozynski

Sabine Müller

Mechthild Niemann-Mirmehdi

Jens Plag

Sibylle Prins

Ewald Rahn

Michael Rapp

Christian Schanze

Gabriele Schleuning

Andreas Ströhle

Christian Zechert

Irren ist menschlich

Lehrbuch für Psychiatrie und Psychotherapie

Klaus Dörner, Ursula Plog, Thomas Bock, Peter Brieger, Andreas Heinz, Frank Wendt (Hg.)

Kapitel 9
Der sich und Andere bemühende Mensch (neurotisches Handeln, Persönlichkeitsstörungen und Psychosomatik)

Jens Plag
Dr. med., Jahrgang 1976, Facharzt für Psychiatrie und Psychotherapie. Stellvertretender Leiter der Arbeitsgruppe und der Spezialambulanz für Angststörungen an der Klinik für Psychiatrie und Psychotherapie Charité – Universitätsmedizin Berlin, Campus Charité Mitte.

Ewald Rahn
Dr. med., Jahrgang 1952, ist Arzt für Nervenheilkunde und Psychotherapeutische Medizin sowie Psychotherapeut. Chefarzt der Abteilung Allgemeine Psychiatrie der LWL-Kliniken Warstein und Lippstadt, stellvertretender Ärztlicher Direktor der LWL-Klinik Warstein.

Andreas Ströhle
Prof. Dr. med., Jahrgang 1964, Facharzt für Psychiatrie und Psychotherapie. Leitender Oberarzt sowie Leiter der Arbeitsgruppe und der Spezialambulanz für Angststörungen an der Klinik für Psychiatrie und Psychotherapie Charité – Universitätsmedizin Berlin, Campus Charité Mitte.

Psychiatrie Verlag

Klaus Dörner, Ursula Plog, Thomas Bock, Peter Brieger,
Andreas Heinz, Frank Wendt (Hg.)

Irren ist menschlich
Lehrbuch für Psychiatrie und Psychotherapie
Kapitel 9 Der sich und Andere bemühende Mensch
(neurotisches Handeln, Persönlichkeitsstörungen und Psychosomatik)
Jens Plag, Ewald Rahn, Andreas Ströhle

25. Auflage 2019
ISBN-Print: 978-3-88414-992-8
ISBN-PDF: 978-3-88414-993-5
ISBN-EPUB: 978-3-88414-994-2

Bibliografische Information der Deutschen Nationalbibliothek
Die Deutsche Nationalbibliothek verzeichnet diese Publikation in der Deutschen Nationalbibliografie; detaillierte bibliografische Daten sind im Internet über http://dnb.ddb.de abrufbar.

Lektorat: Sandra Kieser, Köln
Umschlagkonzeption und -gestaltung: GRAFIKSCHMITZ, Köln, unter Verwendung eines Bildes auf der Grundlage: Topografische Karte 1:25 000 – © Landesamt für Geoinformation und Landentwicklung Baden-Württemberg (www.lgl-bw.de), 08.2016, Az.: 2851.3-A / 943.
Typografiekonzeption und Layout: Iga Bielejec, Nierstein
Druck und Bindung: KN Digital Printforce, Erfurt

Einige Kapitel dieses Buchs sind Überarbeitungen der entsprechenden Kapitel der vorigen Auflage. Von dort übernommene Textstellen werden nicht gesondert zitiert.

Die ergänzenden Materialien zum Kapitel 15 Recht und Gerechtigkeit finden Sie unter www.psychiatrie-verlag.de/buecher/detail/book-detail/irren-ist-menschlich.html zum Download.

Für ihre wertvollen Hinweise und Anregungen bedanken wir uns insbesondere bei: Manfred Becker, Stefan Gutwinski, Lieselotte Mahler, Benno Schimmelmann.

Gebrauchsanweisung

Klaus Dörner

»Ich bin du, wenn ich ich bin.«
Paul Celan, aus dem Gedicht »Lob der Ferne«, 1948

»Das Geschöpf, das gegen seine Umgebung siegt, zerstört sich selbst.«
Gregory Bateson 1981, S. 632

Beispiel Geschichte der Frau aus Verl: »Also wissen Sie, wenn es mir schlecht geht, traue ich mich meist nicht, mit jemandem darüber zu sprechen.« – »Warum nicht?« – »Aus Angst, der Andere könnte mir helfen wollen!« – »Was wünschen Sie sich denn stattdessen?« – »Ich wünsche mir einen Anderen, von dem ich sicher sein kann, dass er mir unendlich lange zuhört, damit ich so lange reden kann, bis ich selbst wieder weiß, was los ist und was ich zu tun habe.«

Philosophie und Aufbau des Buches

Da Menschen zunächst immer in Beziehungen leben, noch bevor sie handeln, ist Psychiatrie die Begegnung nicht von zwei, sondern von mindestens drei Menschen: dem psychisch Kranken, dem Angehörigen (Nachbarn) und dem psychiatrisch Tätigen. Wo einer von ihnen real fehlt, muss er hinzufantasiert werden, damit der Trialog zustande kommt.

Ein psychisch Kranker ist ein Mensch, der bei der Lösung einer altersgemäßen Lebensaufgabe in eine Krise und Sackgasse geraten ist, weil seine Verletzbarkeit und damit sein Schutzbedürfnis und sein Bedürfnis, Nichterklärbares zu erklären, für ihn zu groß und zu schmerzhaft geworden sind (Bleuler 1987). Das Ergebnis nennen wir Krankheit, Kränkung, Störung, Leiden, Abweichung, Schicksal; was es genau ist, wissen wir nicht. Weil so etwas jedem von uns jeden Tag widerfahren kann oder, zumindest in Ansätzen, schon passiert ist, ist uns unser Schutzbedürfnis als Selbsthilfeweg innerlich zugänglich, wozu (paradox) die Achtung der Andersheit des Anderen gehört.

Ein Angehöriger ist ein Mensch, der der Störung des psychisch Kranken ausgesetzt, in sie verstrickt ist, sich mit – grundsätzlich unsinnigen – Schuldgefühlen herumschlägt, nicht unterscheiden kann, ob der psychisch Kranke böse oder krank (»bad or mad«) ist, und darunter mindestens so sehr leidet wie der psychisch Kranke, zumal er (gerade auch gegenüber den Vorwürfen Dritter) keinen Schutz durch Symptombildung hat. Er bedarf dringend des kritischen Beistands anderer Angehöriger, um seinen eigenen Standort wiederzufinden. Nur so kann er hilfreich für den psychisch Kranken sein. Das gilt auch für Freunde, Nachbarn; denn: Nachbarschaft ist die Lebendigkeit des Sozialraums.

Ein psychiatrisch Tätiger ist ein Mensch, der dafür bezahlt wird, so auf der Beziehungsebene zu sein und auf der Handlungsebene sich um die Grundbedürfnisse von psychisch Kranken zu sorgen und ihre Störung so zu stören, dass psychisch Kranke ihren Sinn erfassen können und die Störung dadurch überflüssig werden kann. Wir erinnern an die Frau aus Verl vom Anfang dieses Kapitels. Entscheidend ist zunächst die Beziehung, nicht das Handeln. Sie findet – wie alle Beziehungen – immer auf zwei Ebenen statt. Zunächst bin ich dem Anderen gegenüber Objekt, er das Subjekt: Ich setze mich ihm aus, bin empfänglich für ihn. Sein nacktes, ungeschütztes, leidendes Antlitz spricht, noch bevor Worte gefallen sind: »Du sollst mich nicht töten, du sollst mich dir nicht aneignen, mich dir nicht angleichen« (LEVINAS 1992). Ich spüre die Versuchung, aber indem ich mich dem Anderen öffne, auch mich riskiere, antworte ich auf seine Forderung mit »Ver-antwortung«, entsteht Nähe zum Anderen im Schutz des unendlichen Abstands zwischen mir und ihm. Hier nehmen Abstand und Nähe gleichsinnig zu. Das von oben nach unten wohlmeinende, aber selbstgefällige, angleichende, nicht selbstlose »Ich-verstehe-dich« ist hier ausgeschlossen.

Beispiel »Ich habe mal gezählt: In den letzten drei Jahren hatte ich wegen meiner psychischen Erkrankung Kontakte mit zehn Ärzten und Therapeuten. Alle haben immer wieder betont, wie gut sie mich verstehen. Nur einer hat das nie gesagt: Er ist der Einzige, mit dem eine wirkliche Beziehung zustande gekommen ist.«

Fredi SAAL (1992), körperbehindert, hat sein Leben lang gegen die wütenden Versuche der Nichtbehinderten gekämpft, stets irgendetwas an ihm ändern zu wollen, bevor sie ihn in seinem Sosein anerkannt haben. Daher gab er seiner Autobiografie den Titel: »Warum sollte ich jemand anderes sein wollen?«. Die Beziehung zwischen dem Anderen und mir ist zunächst also asymmetrisch, der Andere erwählt mich zur Verantwortung. Zuspitzung der Asymmetrie dieser Beziehung durch LEVINAS (1992): »Ich kann auch Gott auf keine andere Weise als nur im anderen Menschen begegnen. Sekundär kann natürlich daraus auch eine wechselseitige Beziehung, eine Ich-Du-Beziehung (Buber), werden.«

In Anerkennung dieses atemberaubenden Andersseins und der Würde des Anderen möchten wir daran erinnern, dass das Wort »verstehen« ursprünglich aus der Handwerkersprache kommt und reflexiv gebraucht wurde: »Ich verstehe mich auf etwas ... auf dich.« Wenn man nun noch bedenkt, dass das Wort »Begegnung« in allen europäischen Sprachen mit »kontra« und »Gegnerschaft« zu tun hat, also der Satz »In der Begegnung begegnen sich Gegner« seine Berechtigung hat, ergibt sich als hilfreiche Denkfigur für die Grundhaltung der Beziehung zwischen mir als psychiatrisch Tätigem und dem psychisch Kranken – mit Worten und ohne Worte: Wenn ich meine neue, noch unbekannte Begegnung mit dir zwar nicht als feindlich, wohl aber erst mal als gegnerschaftlich auffasse, bringe ich damit meine Achtung vor deiner Fremdheit und Würde zum Ausdruck. Dies ermöglicht uns zugleich, uns gegenseitig gegensätzliche Interessen zu gestatten, wie das unter Fremden üblich ist. Also kein Dankbarkeitszwang für Helferwillen. Vor allem anerkennen wir, dass wir kein gemeinsames Maß haben, nicht Gleiche, sondern »Unver-gleichliche« sind. Dessen müssen beide sich sicher sein. Wenn ich jetzt, angesichts dieses Abstands zwischen uns, mich an die Aufgabe des Verstehens deines Problems mache, kann es gut sein, dass ich dich nicht verstehe. Vielleicht gelingt es mir aber, mich selbst im Hinblick auf dein Problem besser zu verstehen. Das muss dir zwar nichts nutzen, da es ja meine Sicht der Dinge ist, aber vielleicht macht dir meine Suchhaltung, mich einer neuen Sicht zu öffnen, Mut, vielleicht steckt sie dich an, sodass du dich selbst deiner dir verloren gegangenen Suchhaltung wieder öffnest und selbst zu einer neuen Sicht deines Problems kommst. LEVINAS: »Die Freiheit des Anderen kann niemals in der meinen ihren Anfang haben« (1992, S. 40). Oder: »Sich finden, indem man sich verliert« (S. 42). Ich als Profi habe gar nicht die Aufgabe, den Anderen zu verstehen, sondern ich habe mich so zu verhalten, dass der Andere sich selbst (wieder) versteht.

Innerhalb dieser Grundhaltung macht natürlich jedes Subjekt den Anderen auch zum Objekt, macht ihn oder sie zum Gegenstand von Beobachtung, Fremdwahrnehmung, beschreibt, erforscht, diagnostiziert und therapiert ihn oder sie, bildet Theorien über die Person. Das ist die andere Beziehungsebene, die Subjekt-Objekt-Ebene. Der Schutz meiner Grundhaltung ist aber bitter nötig, damit die Objektivierung des Anderen nicht eigengesetzlich wird, den Anderen nicht angleicht, aneignet, vergewaltigt, vernichtet. Um das erlebnisfähig zu machen, handelt das erste Kapitel des Buches sehr bewusst *von den psychiatrisch Tätigen* (Kap. 1, ab S. 31), zeigt den Weg des Menschen mit »sozialem Beruf« ins psychiatrische Arbeiten, wobei das Professionelle daran nicht im Helfen besteht; denn dieses ist allgemein menschlich. Das

Kapitel ist genauso gegliedert wie die Patientenkapitel. Das soll zeigen, wie viel Gemeinsames der »Weg in die Psychiatrie« für werdende Patienten und für werdende psychiatrisch Tätige hat. Es zeigt sich ferner, dass sich die Begegnungen von psychiatrisch Tätigen mit Kollegen, mit einem Patient, einer Patientin oder mit Angehörigen im Grundsatz nicht unterscheiden. Weil in diesem Kapitel die Anwesenheit des Anderen so viel Gewicht hat, haben wir hier auch die transkulturellen Begegnungen mit Migranten beschrieben, um ihrer Würde gerecht zu werden.

Kapitel 2 bis 13 sind die *Patientenkapitel*, beschreiben die verschiedenen Typen von Situationen, in denen Menschen sich psychiatrierelevant ausdrücken. »Krank« ist von uns nur konventionell gemeint, etwa orientiert an der sozialen Wirklichkeit des Patienten, der »krankgeschrieben« und dessen Therapie von der »Krankenkasse« getragen wird. Im Übrigen sprechen wir lieber von »Kränkung«. Das kann man körperlich, seelisch oder sozial auffassen. Vielseitig genug ist vielleicht auch das Wort »Störung«. Man kann sagen: Jemand hat eine Störung, wird gestört, stört sich selbst, stört Andere, kann eine »Betriebsstörung« sein; auch Beziehungen und Entwicklungen können gestört sein.

Zur Krankheitssystematik (Nosologie) haben wir in diesem Lehrbuch eine biografische Ordnung gewählt: Wer die Patientenkapitel der Reihe nach durchliest, verfolgt damit den Lebensweg eines Menschen von der Geburt bis zum Tod, wobei er ihn (und sich selbst) durch die verschiedenen aufeinander folgenden Altersstufen mit ihren altersspezifischen Lebensaufgaben und Krisen und mit seinen unterschiedlichen, gelingenden oder scheiternden Problemlösungen begleitet. Logischerweise wird dadurch der »geistig sich und Andere behindernde Mensch« zum ersten Patientenkapitel – »mit Lernschwierigkeiten«, wie wir heute etwa sagen. Dann geht es durch die Kindheit und Jugend zu den Problemen der Liebe, der Ablösung von der Familie, dem Autoritätskonflikt, dem Erwachsenwerden und den vielfältigen Partner- und Arbeitsproblemen.

Es folgen die eher lebenszeitunabhängigen Situationen des Umgangs mit Krisen und mit dem Strafrecht (Kapitel 10 und 11), bevor es in Kapitel 12 und 13 an die Lebensaufgaben des Trennens, Verlierens, Abschiednehmens und Sterbens geht. Im Übrigen haben wir in den jeweiligen Kapiteln gegenüber den akuten Krisen den chronisch Kranken und der besonderen Bedeutung ihrer Begleitung durch Nachbarn und Bürgerhelfer im Sozialraum mehr Gewicht gegeben, womit wir der »Handwerksregel« folgen, dass für das Helfen die Techniken der Profis und die Zeit der Bürger gleich wichtig sind.

Eine andere Einteilung der Störungen betrifft die unterschiedlichen Bedingungen oder Kontexte. Statt von Ursachen (»Ätiologie«) sprechen wir gemäß der größeren Bescheidenheit der heutigen Wissenschaft lieber von Bedingungen, die die Entstehung eines Leidens fördern (Pathogenese). Wir unterscheiden körperliche und psychosoziale Bedingungen. In früheren Zeiten wurde oft von einer »endogenen«, d. h. von innen heraus entstehenden psychischen Störung gesprochen. Das Konzept haben wir gestrichen, weil es wissenschaftlich nicht haltbar ist. Dem folgt inzwischen auch die internationale Diagnosenklassifikation ICD-10. An die Stelle dieser in der Vergangenheit oft fatalen Leerformel hat häufiger der Mut zu treten, Nichtwissen einzugestehen. Wenn wir uns – bescheidener – von der pathogenetisch-ätiologischen Kausalkette auf die phänomenologische Lebensebene zurückziehen und psychische Störungen grundsätzlich als allgemein menschliche Ausdrucksmöglichkeiten für bestimmte Problemsituationen ansehen, dann besteht Kränkbarkeit nach drei Richtungen: als Kränkung des Körpers, der Beziehungen und des Selbst. Diese drei Typen der Kränkbarkeit können wir aus dem Erleben der Patienten und Patientinnen und aus unserem Leben ableiten. Alle drei Richtungen sind freilich bei jedem einzelnen Patienten beteiligt, nur unterschiedlich stark.

Und noch ein Schema, aber bitte nur als Verständniskrücke gemeint: Erlebnismäßig könnte der beziehungskranke Mensch sagen: »Ich bin zwar ich selbst (habe mein Selbst), aber ich habe meine Beziehung zu mir und Anderen eingeengt.« Der depressive Mensch könnte ausdrücken: »Ich bin nicht ich selbst, sondern unter mir.« Der manische: »Ich bin nicht ich selbst, sondern über mir.« Der schizophrene Mensch: »Ich bin nicht ich selbst, sondern neben mir oder schräg zu mir.« Der persönlichkeitsgestörte Mensch: »Ich bin nicht ich selbst, sondern nur das ewig identitätsgefangene Ich, habe kein reflexives Mich und damit keine Anderen.« Der körperkranke Mensch: »Ich ringe um den Erhalt der körperlichen Basis meines gefährdeten Selbst.«

Die Kapitel 14 bis 16 sind Beiträge zur Psychiatrie als Hilfesystem und Wissenschaft. Kapitel 14 schildert die Entwicklung der Psychiatrie, sozusagen ihre Biografie als Theorie, Praxis und Philosophie. Die NS-Psychiatrie wird in der Kontinuität der Gesamtgeschichte geschildert, um für heutige Gefährdungen daraus lernen zu können; vielleicht könnte sie als letzte Radikalisierung der Industrieepoche historisiert werden. Kapitel 15 beleuchtet – unter dem Leitgedanken »Recht und Gerechtigkeit« – das Verhältnis der beiden Normenwächter Justiz und Psychiatrie. Der praktischen Psychiatrie liegt heute das territoriale Konzept des Sozialraums zugrunde. Wie dieses umzusetzen und weiterzuentwickeln ist, stellt Kapitel 16 dar.

Während es in den Kapiteln 2 bis 13 aus der Sicht der psychiatrisch Tätigen um die jeweils angemessene Grundhaltung und die jeweils tragfähige Alltagsbeziehung geht, werden in den Kapiteln 17 bis 19 die professionellen Techniken dargestellt, die die verschiedenen Berufsangehörigen des psychiatrischen Teams ambulant wie stationär einbringen und wofür sie Anspruch auf Bezahlung haben. Umwelttherapie ist dabei als Kapitel 17 zugleich die Basis für die anderen Techniken. Und zwar in dem Maße, wie die Pflege- und Sozialberufe das therapeutische Milieu gestalten, durch ihre Ausbildung spezialisiert für die Wahrnehmung alltäglicher, besonders hautnaher Grundbedürfnisse und – als Spezialisten fürs Allgemeine – für die Vermittlung privater und öffentlicher Bereiche und damit für den Anteil der sozialen Umwelt, der im Lebenslauf zunehmend zum Bestand auch der Person jedes Einzelnen wird. Auf dieser notwendigen Basis können die körpertherapeutischen und psychotherapeutischen Techniken als Kapitel 18 und 19 aufbauen; denn Grundhaltung und Technik sind komplementär und gleichermaßen bedeutsam!

Hier möchten wir Sie noch mehr als sonst ermutigen, unsere Wortwahl zu hinterfragen und nach besseren Worten zu suchen: Wenn wir nämlich »psychiatrisch Tätige« und »psychisch Kranke« als »Patientinnen und Patienten« gewohnheitsmäßig gegeneinandersetzen, gibt es gute Gründe dafür, diese Beziehung umzudrehen: Tätige sind eigentlich eher die psychisch Kranken und die Angehörigen, während wir Professionellen die »patientes«, also die Geduldigen, zu sein haben, eher passiv für den jeweils Anderen empfänglich. Um noch einmal an die Frau aus Verl zu erinnern, haben wir Profis Geduld von uns und gerade nicht vom Anderen zu verlangen. Über diese Konsequenz der Trialog-Bewegung ist nachzudenken, zumal mit den neuen »Genesungshelfern« (den EX-INlern) und natürlich den Bürgerhelfern (den Nachbarn) das Spektrum der neuen Hilfekultur noch fließender geworden ist.

Gliederung jedes einzelnen Patientenkapitels

Jedes Patientenkapitel beginnt in der Regel mit einem Bild der »*Landschaft*«, in der die jeweilige Störung sich abspielt. Hier versuchen wir, für uns und die Leserinnen und Leser den komplexen, schwer in Worte zu fassenden Sinn auszumalen, den die jeweilige Störung als riskante Problemlösungsmethode hat – im Rahmen einer Biografie, im Rahmen der familiären, kommunalen und gesellschaftlichen Bedingungen und im Zusammenhang mit der inneren und äußeren Natur des Menschen. Diese Versuche der Landschaftsgestaltung in Sprachbildern wollen auch das Unsagbare, das Elementare,

Atmosphärische und das wissenschaftlich Unbekannte ausdrücken. Sie dienen dem Erahnen des Bedeutungshorizonts und des Andersseins des Anderen. Sie sind somit ein Kernstück des philosophischen Beitrags zur Psychiatrie. Sie sind unvollkommen, da wir darin wenig geübt sind. Dennoch kann man vielleicht sagen, dass »Irren ist menschlich« in der vorliegenden Form auch ein Beitrag der Psychiatrie zur »Integrierten Medizin« ist, wie wir sie Thure von UEXKÜLL und Wolfgang WESIACK (1988) verdanken – wenn man nur an die große Idee der »Passung von Innen- und Außenwelt« denkt.
Der darauf folgende Abschnitt hingegen benennt, was zu beobachten sein muss, damit einem Menschen die Diagnose des jeweiligen Kapitels einigermaßen passt. Es ist der Abschnitt der *Auffälligkeiten*, der *Fremdwahrnehmung*, der Subjekt-Objekt-Ebene, der beschreibenden Psychopathologie der klassischen Lehrbücher, der Symptomsammlung, der Syndrom- und Diagnose-Konstruktion. Erst mit dem nächsten Abschnitt sind wir auf der Ebene der Beziehung zwischen mir und dem Anderen, womit in der Alltagspraxis jede *Begegnung* beginnt. In Begriffen der Hirnhemisphären-Forschung: Wir beginnen rechtshemisphärisch mit der ganzheitlich-bildhaft-analogen Wahrnehmung (der Wald) und lassen mit der Psychopathologie linkshemisphärisch die beobachtend-benennend-digitale Wahrnehmung (die Bäume) folgen, um beides dann der Beziehung zwischen mir und dem Anderen dienstbar zu machen. Etwas holprig lässt sich das als Begegnungs-Psychopathologie benennen. Da es Ziel unserer Beziehung und unseres Handelns ist, dass der Patient über Selbstwahrnehmung und Selbstdiagnose zur Selbsttherapie kommt, beginnt Therapie zugleich mit der Diagnose. Es ist ermutigend, dass Hartmut ROSA (2016) in seinem Werk »Resonanz. Eine Soziologie der Weltbeziehung« nicht nur mit demselben anthropologischen Beziehungsbegriff arbeitet, sondern auch dasselbe basale Landschaftsbild wie wir benutzt – scheint also was dran zu sein. Heißler hat das im Kapitel »Spielräume« (ab S. 805) aufgegriffen.
Weil Angst grundsätzlich Angst vor Undurchschaubarem, Unwägbarem ist, wozu auch das Fremde gehört, das Fremde in uns, der fremde Andere und das Fremde um mich herum, ist Kernstück des Abschnitts zur Beziehung der Umgang mit der Angst (die Angst zulassen, auf sie hören, sie teilen, sie nutzen) in der Begegnung zwischen mir und dem Anderen, das Mich-Öffnen, das Mich-Aussetzen dem Anderen und damit die schmerzhafte Ersetzung des nicht möglichen Verstehens durch eine hilfreiche Suchhaltung bei mir selbst. Wenn ich dem Anderen helfen will, muss ich mit der Suche bei mir beginnen, um die Voraussetzungen zu schaffen. Es ist unmöglich, dem Anderen gerecht zu werden, und es ist nicht möglich (und auch nicht erlaubt),

einen anderen Menschen zu ändern, während es durchaus möglich ist, mich zu ändern – und zwar so, dass gerade dadurch auch der Andere sich ändern kann. Der körpermedizinische Begriff »Therapie« ist also für die Psychiatrie nicht recht geeignet. Für all das, was wir Grundhaltung nennen, hat sich für uns die Unterscheidung dreier psychotherapeutischer Stile bewährt, die sich am ehesten nacheinander der gesprächstherapeutischen, der verhaltenstherapeutischen und der psychoanalytischen Haltung verdanken:

Selbstwahrnehmung: Es ist immer wieder neu, sich dem Anderen, seinem Leiden, seinem ungeschützten Antlitz zu öffnen, bis ich von ihm berührt bin. Ich lasse ihn mich berühren, auch angreifen, ohne eine besitzergreifende Verbindung mit ihm einzugehen – so weit, dass er zugleich mit dieser Näherung meiner Anerkennung des unendlichen Abstands zwischen uns, seiner völligen Fremdheit und damit seiner Existenz sicher sein kann. Ich achte ihn nicht einfach als Mitmenschen, der und weil er mit mir gemeinsame Züge hat. Das ist bereits vereinnahmend. (Insofern enthält noch die Formel »Irren ist menschlich« die Gefahr von Missverständnissen.) Es ist eine Aufgabe, die eine ständige Selbst-Prüfung erfordert; immer wenn ich die Suchhaltung bei mir praktiziere, mache ich mich zum Modell, ihn mit dieser Suchhaltung anzustecken, sich aus seiner krankheitsbedingten Isolation zu befreien und in Beziehung mit Anderen (z. B. Angehörigen) seine Problemlösung auch wieder aus sich selbst zu suchen.

Vollständigkeit der Wahrnehmung: Dies bezieht auch die äußere Seite der Wahrnehmung ein, die Ausschöpfung des jeweiligen Bedeutungshorizonts, z. B. dass ein psychisch Kranker Opfer und Täter seines Krankseins ist (selbst im Delir), dass er sein Kranksein immer auch in Beziehung zu Anderen lebt, dass er die Bedingungen seines Krankseins – innere und äußere – unterscheiden lernt und dass die Symptome stets von seinen Lebensproblemen her Sinn bekommen: als ihr Ausdruck, als Abwehr und Vermeidung, aber auch als Selbsthilfeversuch.

Normalisierung der Beziehung: Mit der Wahrnehmung der Gefühle, die der Patient in mir auslöst, als meiner Vorleistung (Gegenübertragung) beginnt die Aufhebung der Isolation des Patienten, und zwar im Schutz der Anerkennung seiner unbedingten Fremdheit und Würde, und damit die Wiederherstellung von Offenheit und die Chance für den Austausch unterschiedlicher Positionen, also die Herstellung einer normalen Beziehung, in der ich die Symptome des Patienten weder ausblenden noch angreifen noch auf sie hereinfallen muss, einer Beziehung, in der wir – jeder für sich – daran arbeiten, dass die Symptome überflüssig oder ersatzweise in die Biografie integriert werden.

Die Abschnitte zum *Handeln* beschreiben die Therapie, also das, was sich aus Landschaft, Diagnose, Grundhaltung und der Beziehung zwischen mir und dem Anderen als Handeln und im Rahmen des Handelns auch als Ver- oder Behandeln ergibt. Es geht also um die Beeinflussung der Kontextbeziehungen und ihrer Bedeutung für die Betroffenen und Angehörigen. Es geht auch um die Integration der Bewegungen, in denen ich mich ändere, der Patient sich ändert, die Angehörigen sich ändern, ich den Patienten ändere – wozu auch die Medikation gehört – und er mich ändert. Auf diesen Wegen und Umwegen ist Selbst-Therapie aus eigener Suchhaltung die angestrebte Richtung, während die sogenannten »Unheilbaren« mehr Alltagsbegleitung bei der Integration ihrer Symptome in ihr Leben brauchen, was durchaus auch mal zu besseren Reifungsergebnissen als »Heilung« (restitutio ad integrum) führen kann. Wenn wir in der Begegnung mit dem Patienten oder der Patientin so weit sind, kann diese erste Begegnung etwa nach folgendem Schema dokumentiert werden:

- Schilderung der Beschwerden im Rahmen der gegenwärtigen Lebensprobleme in körperlich-seelisch-sozialer Hinsicht. Je mehr konkrete Beispiele für das Erleben und Handeln des Patienten, gerade auch schon aus dem aktuellen Gespräch zwischen ihm und mir, desto besser.
- Schilderung der Lebensgeschichte (Anamnese), ebenfalls körperlich-seelisch-sozial, mit den Schwerpunkten nach dem jeweiligen aktuellen Problem. Die Fähigkeiten des Patienten kennenzulernen ist wichtiger als seine Unfähigkeiten.
- Darstellung der Situation, Eigen-Sicht und Eigen-Bedeutung der Angehörigen bzw. Nachbarn.
- Schilderung des Eindrucks (psychischer Befund): Beschreibung des sprachlichen und nicht sprachlichen Austauschs, mit der Unterscheidung zwischen seinen und meinen Gefühlen. Der Anfänger geht dann systematisch weiter: äußere Erscheinung, Mimik, Gestik, Beziehungsgestaltung; Aufmerksamkeit und Wahrnehmung bzw. Selbstwahrnehmung; Bewusstsein und Orientierung; Merkfähigkeit und Gedächtnis; Antrieb und Bedürfnisse; Stimmung und Gefühlsäußerungen; Primärpersönlichkeit (Charakter und Temperament) und Verhaltensgewohnheiten Menschen und Aufgaben gegenüber; Denken – inhaltlich und formal; Umgang mit Angst und Symptomen; Ich-Erleben und Beziehung zum Selbst.
- Testpsychologischer Befund (falls erforderlich).
- Befund der körperlichen Untersuchung (klinisch und apparativ, falls erforderlich).

- Diagnose: Sie sollte neben der nosologischen Zuordnung beschreibend die wichtigsten Züge der Problemkonstellation in drei bis vier Zeilen umfassen. Auch die »Sozialraumdiagnose« gehört dazu. Und: Diagnosen sind immer vorläufig.
- Vorläufige Zielsetzung der Therapie, wie zwischen den psychiatrisch Tätigen und dem Patienten vereinbart, mit Angabe der ersten Schritte. Dies wird am häufigsten unterschlagen, ist gleichwohl am wichtigsten und in der Dokumentation des Verlaufs laufend zu korrigieren und fortzuschreiben.

Wichtig: Gerade weil ein solcher Bericht der Wahrheit möglichst nahekommen soll, ist er umso besser, wenn Sie häufiger Ich-Sätze verwenden. Sie signalisieren damit, dass der Bericht Ihre Sicht der Dinge und damit Ihre Wahrheit ist, machen sich für den Anderen auf diese Weise kontrollierbar, der ja eine andere Sicht haben könnte. Und für die Annäherung an die Wahrheit sind gerade die Unterschiede zwischen verschiedenen Sichtweisen besonders ergiebig.

Als Therapeutinnen und Therapeuten können wir lediglich günstige Bedingungen für Selbst-Therapie schaffen. Mit dieser Aussage knüpfen wir an Hippokrates an: »Der Patient selbst ist der Arzt. Der Arzt ist nur der Helfer.« Wie es bei der Diagnose um das Sich-Wahrnehmen geht, so bei der Therapie um das Sich-Wahrmachen des Patienten, ein Begriff, den wir der italienischen Psychiatrie verdanken (verifica). Zielvereinbarung kann es sein, dass jemand etwas ändern will, aber auch, dass jemand lernen will, sich so anzunehmen, wie er ist. Denn bei jedem Menschen gibt es änderbare, aber auch feststehende Anteile, die man nur annehmen kann.

Der Abschnitt zur *Epidemiologie und Prävention* beschließt jedes Patientenkapitel. Manche Leser mögen den Begriff »Sozialpsychiatrie« in diesem Buch vermissen. Wir halten ihn für überflüssig: Psychiatrie ist soziale Psychiatrie oder sie ist keine Psychiatrie. Andererseits finden Sie in den Abschnitten zur Epidemiologie und Prävention einen Teil von dem, was auch mit Sozialpsychiatrie gemeint sein kann: Epidemiologie ist die Erforschung seelischer Erkrankungen

1. nach ihrer Verbreitung,
2. nach ihren körperlichen und psychosozialen Bedingungen und
3. nach ihrer ökologischen, historischen und anthropologischen Bedeutung.

So ist es kein Wunder, dass wir an dieser Stelle auch auf den gesellschaftlichen Kontext zu sprechen kommen, z. B. auf Arbeitslosigkeit, Automatisierung, Globalisierung, Umweltschutz, Isolation, Wachstumsorientierung der Wirtschaft. Was beim einzelnen Patienten die Diagnose für die Therapie ist, ist auf der allgemeinen Ebene die Epidemiologie für die Prävention: Jene liefert dieser die Daten für Maßnahmen, die das Auftreten einer Erkrankung seltener machen, es bei gefährdeten Personen verhindern oder einem Rückfall vorbeugen sollen. All unser Tun sollte daher auch eine präventive Dimension haben. Das fängt schon bei der Arbeit mit einzelnen Patientinnen und Patienten an, wo »Hilfe zur Selbsthilfe« unsere Leitidee ist. Ein Teil unserer Arbeitszeit oder freien Zeit sollte aber zudem der Teilnahme an einer direkt präventiven Aktivität vorbehalten sein (z. B. Inklusionsförderung in meinem Sozialraum). Das macht die oft entmutigende Alltagsarbeit erträglicher und langfristig wirksamer.

Wichtig: Freilich ist auch hier eine Grenze zu beachten. Wir dürfen nie – wie im Nationalsozialismus – Fürsorge für einen konkreten Anderen durch Vorsorge für alle ersetzen wollen, das endet in Vernichtung.

Da wir der Auffassung sind, dass jede Psychiatriebewegung ihre Kraft von der Orientierung an den Bedürftigsten, insbesondere den »Unheilbaren«, bezieht, bedarf es wohl einer Repolitisierung sowohl der gemeindepsychiatrischen Programme als auch unserer Grundhaltung. Daher stellen wir abschließend so etwas wie einen kategorischen Imperativ zur Diskussion:

Handle für deinen Verantwortungsbereich so, dass du mit dem Einsatz all deiner Ressourcen (an Kraft, Zeit, Manpower, Aufmerksamkeit und Liebe) immer bei dem Bedürftigsten beginnst, bei dem es sich »am wenigsten lohnt«!

Natürlich ist das nur eine Norm, d. h., keiner von uns kann sie zu Lebzeiten vollständig erfüllen. Andererseits hat aber jeder von uns mindestens einmal am Tag die Wahlmöglichkeit und Gelegenheit, dieser Norm zu folgen. Wenn wir nur dies tun, wirkt sich das sehr wohl langfristig aus.

Der sich und Andere bemühende Mensch (neurotisches Handeln, Persönlichkeitsstörungen und Psychosomatik)

9

Jens Plag, Ewald Rahn, Andreas Ströhle

Die Aufgabe, die Landschaft, das Problem

Das Leben ist Mühe.

Es ist unausbleiblich, dass sich die Bezugssysteme von Menschen ändern. Durch die *eigene Entwicklung*: durch Krankheiten, Gesundheiten, Unfälle, Verluste, Gewinne, Bindungen, Abenteuer, Geburten, Tode, Schwankungen der Vitalität, Ermüdungen, Kraftverlust oder Kraftgewinn, Altern.

Durch *Veränderung der Umwelt*: Umzüge, Partnerwechsel, Arbeitsplatzverlust, Kollegen- oder Chefwechsel, durch das Heranwachsen der Kinder, durch die Veränderungen, die der Partner erfährt (Emanzipation, Krise des mittleren Lebensalters).

Durch *Veränderungen des weiteren Ökosystems*: Krieg, Flucht, Arbeitslosigkeit, Ausbeutung der Natur, Veränderungen der gesellschaftlichen Struktur. Dies sind nur Anhaltspunkte. Es gilt, dass die Gestaltung eines erwachsenen Lebens vielen Gefahren, Rückschlägen, Umwegen, Stillständen, Krisen, Neuanfängen ausgesetzt ist. Den ständigen Änderungen entspricht die mehr oder weniger große Offenheit unserer Zuwendungsanlage (Anpassungsfähigkeit). Sie ist allerdings nicht beliebig und unterliegt Schwankungen. Zur Anpassung gehört die Fähigkeit, sich binden und sich lösen zu können. Somit wird das Leben Mühe. Es läuft nicht, ist nicht glatt, ist nicht eine Frage des Willens und der Selbstbestimmung allein, ist nicht ein Problem der Kosmetik. Die Norm schafft mehr Leid als weniger. Es besteht die Gefahr, das Erleben der Sinne, das Leben der Gefühle, der Stimmungen zu vernachlässigen, nicht ernst zu nehmen. Es besteht die Gefahr, dass bei der Suche nach Lösungen leichter der technische, d. h. auch der medikamentöse Weg beschritten wird, der Trennung, der Ausgrenzung. Damit stehen wir in der Gefahr, nicht mehr zu sehen, dass im inneren Leben Leid auch eine aufrufende Kraft sein kann und dass unsere Antwort auf diese Kraft die Maßstäbe für Leben mitbestimmt. Wir stehen in Gefahr, die Mühe zu leugnen, gerade damit tragen wir zu ihr bei.

Zum Gelingen des menschlichen Lebens gehört das Finden eines Lebenssinns. Die bloße Erhaltung des Lebens kann immer nur Voraussetzung, aber nicht Sinn des Lebens sein. Dabei ist auch die Frage nach dem Sinn, den jeder dem Leben gibt, der Krise, der Möglichkeit und manchmal auch der Notwendigkeit der Änderung ausgesetzt. Damit sind jeder Einzelne und die Gruppen immer neu vor die Aufgabe gestellt, die Veränderungen sozialer Beziehungen zu gestalten. Das Wägen zwischen Bewahren und Wandel ist eine ständige Aufgabe. Es kommt darauf an, die Synthese von relativ konstanten Naturgegebenheiten und jeweiliger historischer Situation zu suchen. Dieser letzte Satz ist bewusst offen formuliert. Politisch kommt es darauf an, das demokratische Gesellschaftsbild für alle lebensfähig zu machen und das Ziel sozialer Gerechtigkeit nicht aufzugeben. Die Bewegung daraufhin verursacht – wie jede Bewegung, jede Veränderung im sozialen System – Angst. Wenn man sich der Angst stellt, bekommt man vorübergehend noch mehr Angst, greift nach dem vertrauten Zuwendungs-, Anpassungs- und Abwehrsystem, um ihr zu entgehen. Die Notwendigkeit der Bewegung meldet sich wieder, es entsteht wieder Angst: Im Individuellen wie im Kollektiven, im Kleinen wie im Großen wird so die Lösung zum Problem. Um uns zu befreien, müssen wir Angst nutzen lernen.

Zunächst formulierte die psychoanalytische Therapieschule, angeregt durch Freud, Adler und Jung, eine konfliktzentrierte Theorie für die Entstehung und Entwicklung neurotischen Handelns. Später kamen die lerntheoretischen und entwicklungspsychologischen Modelle von Pawlow (1927), Skinner (1968), Bandura (1976) oder Piaget (z. B. »Das Weltbild des Kindes«, 1978) hinzu, die die »Ich-Umwelt«-Beziehung und deren wechselnde Herausforderungen im Lebensverlauf in den Vordergrund der Pathogenese fehlerhafter Bewertungs- und Verhaltensmuster stellten. Der Fortschritt und die nach wie vor bestehende Provokation für die Psychiatrie liegt in jedem Fall darin, dass nicht das Pathologische fein säuberlich vom Gesunden getrennt wird, sondern es wird für jeden Einzelfall überlegt, warum dieser Mensch nicht mit einer Anforderung fertig wird, mit der fertig zu werden »normal« ist, und warum er so leidet. Egal, ob Freud über die Entwicklung der Libido oder Adler über Minderwertigkeitskomplexe nachgedacht hat, ob über narzisstische Kränkungen, dysfunktionale Konditionierung oder die Ausbildung fehlerhafter Schemata gesprochen wird: Immer wird eine Aussage über jeden Einzelnen von uns gemacht. Denn bei jedem von uns entwickelt sich die Libido, jeder von uns erleidet narzisstische Kränkungen, fühlt sich dann und wann minderwertig oder eignet sich Verhaltensweisen an, durch die basale Bedürfnisse bedient werden und die eigene psychophysische Integrität auch unter widrigen Außenbedingungen aufrechterhalten werden kann. Wichtig für die Bewertung dieser Theorien ist, dass sie die Natur des Menschen zu fassen versuchen. Dieses Bestreben äußert sich in der Psychoanalyse darin, die Triebe und ihre mühsame, konflikthafte – und damit oft scheiternde – Ausformung im gesellschaftlichen Leben aufzudecken und zu verdeutlichen. Kognitive (-behaviorale) Therapieansätze wiederum gehen von unserem Bemühen aus, etablierte Wahrnehmungs-, Bewertungs- und Verhaltensweisen mit den Anforderungen einer veränderten Lebenswirklichkeit in Einklang zu bringen. Die sich hierbei häufig eröffnende Diskrepanz zwischen dem Bedürfnis nach Sicherheit oder Schutz einerseits sowie der Notwendigkeit zur Öffnung und Flexibilität anderseits können ein Spannungsverhältnis erzeugen, welches sich z. B. in Angst entlädt.

Der gemeinsame Ausgangspunkt dieser Ansätze ist jedoch jeweils ein Menschenbild, welches immer den einzelnen Mensch und seine individuelle Auseinandersetzung mit der (sozialen) Realität in den Mittelpunkt stellt. Das bleibt auch so, wenn die Familie und das erweiterte private oder berufliche Umfeld berücksichtigt werden. Es wird jedoch meist keine Aussage über die Gesellschaft gemacht; diese fungiert oft ausschließlich als Impulsgeber bzw. Resonanzfeld für die Handlungen des Einzelnen.

Soll die Psychiatrie auch die soziale Gerechtigkeit und den sozialen Ausgleich im Auge haben, muss sie nach den Konflikten suchen, die durch Ungerechtigkeit, soziale und ökonomische Ungleichheit bedingt sind. Gerade wenn die psychiatrischen Institutionen sich wandeln, wenn ihre Verankerung in der Lebenswelt von Menschen ist, so ist nicht mehr nur die Bemühung des Einzelnen zu beschreiben, sondern auch und vor allem die Bemühung sozialer Gruppen. Es ist zu gucken, wie in Gemeinden gelebt wird, mit welchen Traditionen und welcher Geschichte, mit welchen sozialen Konflikten, mit welcher ökonomischen Basis, mit welchem Ein- oder Ausgrenzungspotenzial, mit welchen Gesellungsmöglichkeiten, mit welchen Bildern von gesund und krank und mit welchem Potenzial, schwer erkrankte Menschen hervorzubringen oder zu integrieren. Die Betrachtung des normalen und konflikthaften Umgangs mit der Arbeitskraft als einem wesentlichen Teil der Lebensenergie wird sachlich erforderlich. Ein zweiter Bereich ist der des Umgangs (und damit ist nicht die hemmungslose Überschwemmung gemeint) mit Information und Bildung.

Der Mensch lebt schon in einer Verfehlung, wenn er sich nur damit beschäftigt, aktuelle Bedürfnisspannung zu beseitigen. Er entwickelt sich hinein in einen sozialen Verband und in eine gesellschaftliche Wirklichkeit, die größtenteils durch Arbeit entstanden ist und aufrechterhalten wird. Die Teilnahme an der gesellschaftlichen Realitätskontrolle geschieht ebenfalls überwiegend durch Arbeit. Dieser Prozess dauert an, solange der Mensch lebt. Dadurch, dass der Mensch an dem, was in der Gesellschaft entsteht, teilnimmt und Einfluss darauf hat, entsteht ein Gefühl der Sicherheit. Hierzu gehört jedoch, dass er bei der Art, an Information teilzunehmen, gerüstet ist, für ihn bedeutsame Information wirklich zu erhalten.

Vieles, was »neurotisch« genannt wird, ist der Versuch, inadäquat, einseitig sich verändernde Lebensprobleme »nach bewährtem Muster« zu bewältigen. Man klammert sich an alte Lösungen, bemüht sich und Andere auf immer die gleiche vergebliche Weise.

Einige Gesichtspunkte sollen noch verschärft werden, um den Bezug zu dem anthropologisch gemeinten »bemühend« im Titel deutlicher zu machen. Von einem bestimmten Alter, spätestens vom 25. Lebensjahr an, ist es in der Biografie der Menschen die Hauptaufgabe, die wesentliche Erwartung, gleichwertige Beziehungen auf derselben Ebene herstellen und halten zu können. Auch in Bezug zur Arbeit wird eine solche Beziehungsfähigkeit erwartet. Diese Beziehungen sollen gleichberechtigt, ausgewogen, autonom, d.h. verantwortet, sein. Grenzen und Verschmelzung, Trennung und Bindung, Anpassung und Empörung – um nur einige Aspekte zu nennen – sollen gekonnt werden. Dies ist zwar die Aufgabe des erwachsenen Lebensalters, jedoch ist sie nur schwer bzw. kaum zu erfüllen. Im Alltag kommt es immer wieder dazu, dass soziale, kognitive oder emotionale Abhängigkeit als Problemlösung gesucht werden und dadurch Kränkung, Verletzung und Frustration entstehen. Gleichzeitig wird am Partner-Ideal oder auch am Autonomie-Ideal festgehalten. Ich bemühe mich, strenge mich an, Schwäche leugnend, angstvoll bekämpfend, vor den Anderen und mir verbergend, dass ich im Moment oder für längere Zeit die Lebensaufgabe nicht erfüllen kann. Die Bemühung kostet unendlich viel Kraft, meine und die der Anderen. Ich will nicht aufgeben, nicht verlieren, was ich schon erreicht hatte, also kann ich nur klammern, festhalten, trotzen, mich unterwerfen, gehorchen, folgen, passiv werden, kratzen und beißen, krank werden.

Krisen tauchen immer auf, in jedem Leben. Für manche führt das ständige und unaufhörliche Bemühen oder das Bemühtwerden (wenn ich mich bemühen lasse, bemühe ich dann nicht auch gleichzeitig?) in eine Sackgasse, an deren Ende die Auflösung des Konfliktes nur mittels Anderer möglich ist. Für Professionelle ist wichtig, dass sie nicht sofort das Bemühen-Spiel mitspielen. Denn es ist naheliegend, dass der Professionelle sich bemüht (Helfer-Syndrom). Er muss Distanz halten können, die Art des Bemühens des Anderen sehen lernen können, nicht sofort etwas tun wollen, sondern dem Anderen die Zeit lassen, seine Ziele, seine Möglichkeiten und seine Wege wiederzufinden. Der psychiatrisch Tätige muss auch die anderen Bemühten oder Bemühenden berücksichtigen. Auch die Berücksichtigung derzeit geltender Normen und Werte ist wichtig. Was sind gegenwärtig die Auswege oder »Notausgänge«, die wir uns selbst oder die Gesellschaft zum (vorübergehenden) Verlassen der belastenden Lebenssituation zugestehen? – Scheidung? Arbeitsplatzwechsel? Die Flucht in einen »Fitness-« oder »Ernährungswahn«? Die Fragen und Probleme, die sich aus der Vereinbarkeit von Familie und Karriere ergeben, gehören ebenfalls zu diesen Überlegungen.

Es lohnt sich, die sprachliche Vielfalt des Wortes »gegen« zu berücksichtigen, das auch die Bedeutung »neben« zum Ursprung hat. Bisher ist unausgesprochen, dass die Partner immer auch Gegner sind. Wo Subjekte, Individuen sich gemeinsam entwickeln wollen, ist immer zu bedenken, dass der jeweils Andere auch Freund bleibt, dass man, indem man sich begegnet, Gegner wird. Das kann gesehen werden als notwendige Gegnerschaft wie bei einem Tennisspiel: An den Herausforderungen, die du mir stellst, reife ich. Das kann gesehen werden als Hindernis: Wo du mich hinderst, bist du mein Gegner. Das kann gesehen werden als Feindschaft: Indem sich herausstellt, dass du mein Gegner bist, erkläre ich dich zu meinem Feind.

Wenn man Menschen fragt, was ihnen in einer bestimmten beziehungskränkenden Krise geholfen hat, so antworten sie oft: Dass wir uns auseinandergesetzt haben. Auch hierin liegt eine Doppeldeutigkeit. Das Auseinandersetzen schafft die Distanz, die man braucht, um sich gegenseitig vollständiger zu sehen, um zu staunen, wer der Andere ist, wer der Andere für einen ist, wer man selbst ist und wer man selbst für den Anderen ist. So kann man sich mit sich, der Ehe, der Elternrolle, im Verein, in der Partei, am Arbeitsplatz auseinandersetzen. Nicht um zuzuschlagen, sondern um aus der gewonnenen Distanz erneut, anders, Nähe zu versuchen. Man kann lernen, versachlichend und damit beziehungsentlastend mit Beziehungsstrukturen umzugehen. Auf diese Weise kann es gelingen, das Bemühen zu verringern, denn das ewige Bemühen gestattet einem und den Anderen nicht die Versachlichung, die damit verbundene Entlastung und die dann erst mögliche Sinngebung. So kann man sich der Unmöglichkeit, Zweier-Partner-Gegner-Beziehungen auf derselben Ebene zu halten, erst stellen. So kann man in erwachsene Abhängigkeiten übergehen und sich dazu bekennen.

All dies ist angstfreier gesagt als gelebt. Darüber müssen wir uns immer wieder klar werden, wenn jemand beginnt, sich auseinanderzusetzen. Die Angst, die dabei auftritt, kann genutzt werden: als Signal, dass man auf dem richtigen Weg ist, dass man lernt, Gefahren zu erkennen, dass man lernt, sein Tempo zu bestimmen. Angst hilft uns zwar, Risiken besser einschätzen zu können, und bietet Schutz, führt aber auch zur Panzerung, zur Starre, zur Immobilität und macht so gerade das, was man lernen könnte, unmöglich.

Auffälligkeiten (psychopathologisches Wahrnehmen)

Das »neurotische Syndrom« präsentiert sich häufig direkt und »ungeschminkt« (z. B. als Panikattacken, Phobien oder Zwänge). Es kann sich jedoch auch hinter körperlichen Beschwerden verbergen, wobei der *Zusammenhang zwischen Somatik und Psyche* sich dann oft weder dem Patient noch dem Arzt bzw. der Therapeutin auf den ersten Blick erschließt. So können z. B. Schlafstörungen eine Folge von sorgenbesetztem Grübeln sein, welches wiederum durch »frei flottierende« Ängste (vor Versagen, Verlust oder Verletzung) entsteht. Auch Schmerzen und Schwindel, »konversionsneurotische« sensomotorische Beschwerden sowie dauerhafte oder zwischenzeitlich auftretende Veränderungen der Bewusstseinslage können Korrelat eines zugrunde liegenden Konfliktes bzw. einer dysfunktionalen emotionalen Ausdrucksfähigkeit sein. Nach Ausschluss einer organischen Ursache obliegt es hier zunächst dem Behandler, dem Patienten, der Patientin entsprechende Zusammenhänge zu verdeutlichen und die Grundlage für ein entsprechendes Krankheitsverständnis zu schaffen. Gerade Betroffene, die überzeugt von einer körperlichen Ursache für ihre Beschwerden sind, müssen hierbei behutsam an eine neue Sichtweise auf ihr Problem herangeführt werden, um den therapeutischen Prozess nicht zu gefährden.
Ein vorsichtiges, jedoch in der Sache konsequentes Vorgehen ist auch dann angezeigt, wenn die *Funktionalität* der jeweiligen Symptomatik ein Thema in der Behandlung wird bzw. werden muss. Einerseits sind phobisches Vermeidungsverhalten, Zwangshandlungen, neurasthene Erschöpfung, somatoforme Kopfschmerzen oder dissoziative Anfälle für die Betroffenen zwar regelmäßig mit einem hohen Leidensdruck und deutlichen Einbußen in der Lebensqualität verbunden, andererseits »ermöglicht« die Symptomatik es dem Patienten nicht selten, sich nicht mit aversiv besetzten Gefühlen, Anforderungen oder Veränderungen (z. B. Angst oder Autonomie) auseinandersetzen zu müssen.

Beispiel »Meine Eltern sind der Meinung, dass ich mir noch keine eigene Wohnung suche sollte, solange ich ständig unter diesem Schwindel leide und immer wieder umfalle.«
»Wir möchten ja beide Kinder, aber das hat in meiner jetzigen Situation alles noch keinen Sinn, das sieht auch meine Frau ein.«
»Sicherlich, mein neuer Job ist spannend und abwechslungsreich, aber wegen der Zwänge kann ich einfach nicht die geforderte Leistung bringen.«

Auch kann die Symptomatik ein Korrelat einer Beziehungsstörung sein. Vergangene oder andauernde Verletzungen bzw. Kränkungen innerhalb einer durch Ambivalenz geprägten Beziehung können zur Symptomentstehung und -aufrechterhaltung beitragen und in einen Circulus vitiosus münden. (»Meine Mutter hat sich nicht um mich gekümmert, als ich klein war, obwohl ich sie so sehr gebraucht hätte. Jetzt muss sie sich um mich kümmern, da ich krank bin.«)
Eine solche Dynamik als Ausdruck einer gestörten emotionalen Verarbeitung bzw. Kommunikation ist dem Patienten meist nicht bewusst, und eine zu schnelle therapeutische Konfrontation kann Abwehr, Reaktanz oder eine »Verschiebung« der Symptomatik in einen anderen »neurotischen« Teilbereich provozieren. Auf der Basis einer tragfähigen therapeutischen Beziehung können schließlich meist auch grundlegende Ängste besprochen, Konflikte aufgezeigt und eine bilanzierende Abwägung zugunsten einer Veränderung erreicht werden.

Umgang mit Begriffen

Der Begriff der Neurose ist seit seiner Bildung vor nunmehr über 230 Jahren zahlreichen inhaltlichen Veränderungen bzw. Anpassungen unterzogen worden, die sowohl das sich wandelnde bzw. wachsende Verständnis für psychische Erkrankungen und deren Entstehung als auch die sich hieraus entwickelnden »Schulen« gut abbilden. Initial zum Ende des 18. Jahrhunderts noch als Nervenkrankheit ohne organisches Korrelat definiert, gestaltete Sigmund Freud nur wenig später »die Neurose« erstmalig konzeptionell aus. Basierend auf seinem Strukturmodell der Psyche bzw. der Theorie der konfliktzentrierten Psychopathogenese wurde sie durch Freud als ein Ergebnis der Abwehr eines (insuffizient) verdrängten Impulses aus dem »Es« gesehen und in Abhängigkeit von Dauer, Stärke und Bewältigungsmechanismus bzw. Ausdrucksform subtypisiert (z. B. »Aktualneurosen«, d. h. Angst- oder Schreckneurosen, und »Psychoneurosen«, d. h. hysterische und anankastische Symptomkomplexe). Durch spätere Vertreter der Psychoanalyse (z. B. Alfred Adler, Carl-Gustav Jung oder Ludwig Binswanger) wurde dieses Theorem in der ersten Hälfte des 20. Jahrhunderts vor allem hinsichtlich der Bedeutung spezifischer Abwehrmechanismen, der Rolle der Desintegration von Bewusstsein und Unterbewusstsein sowie der Einbeziehung der Somatik (Körperlichkeit) weiter ausgearbeitet.
Parallel hierzu besetzte jedoch auch die sich entwickelnde behavioristische Schule den Begriff inhaltlich. Iwan Petrowitsch Pawlow kreierte den

Begriff der »experimentellen Neurose« für Verhaltensauffälligkeiten und psychophysiologische Reaktionen (z. B. Aggressionen), die durch die analoge Darbietung entgegengesetzter Reize ausgelöst und deshalb auf eine Störung der zerebralen Homöostase zurückzuführen seien. Ihm zeitlich und inhaltlich folgende Lerntheoretiker wie Joseph Wolpe oder Hans Jürgen Eysenck betrachteten (Angst-)Neurosen als erlernte und emotional aufgeladene Gewohnheiten (»habits«) bzw. Fehlanpassungen, durch die den Betroffenen eine funktionale soziale Interaktion deutlich erschwert wird. Der Begriff der Neurose wurde so im Laufe der Zeit pathoätiologisch zunehmend unterschiedlich ausgefüllt, was insbesondere für die ab den späten 1940er-Jahren publizierten Klassifikationssysteme der Weltgesundheitsorganisation (International Classification of Diseases, ICD) und der American Psychiatric Association (Diagnostic and Statistical Manual of Mental Disorders, DSM) problematisch war. Vor dem Hintergrund der unterschiedlichen Pathogenesemodelle, einer zunehmend inflationären Verwendung des Neurosebegriffs für Verhaltensstörungen unterschiedlicher Art und des wachsenden Verständnisses für organisch bedingte bzw. substanzinduzierte Ursachen entwickelten sich die Klassifikationssysteme im Verlauf hin zu einer phänomenologischen Darstellung einzelner Erkrankungsbilder des Neurosespektrums. Ab dem DSM-III im Jahr 1980 wurde schließlich erstmalig der Neurosebegriff als Organisationsprinzip aufgrund seiner mangelhaften diagnostischen Validität und Reliabilität zugunsten einer ausschließlich syndromalen Kategorisierung aufgegeben. In der aktuellen zehnten Revision der ICD findet sich der Wortstamm jedoch noch als Adjektiv in der Gruppenbezeichnung »Neurotische, Belastungs- und somatoforme Störungen«, welche die hier ebenfalls deskriptiv dargestellten Angst- und Zwangsstörungen sowie die dissoziativen und somatoformen Erkrankungen umfassen. Der Stand der gegenwärtigen Diskussion deutet jedoch darauf hin, dass auch die voraussichtlich im Jahr 2017 erscheinende ICD-11 vollständig auf den Neurosebegriff verzichten wird. Diese Entwicklung bedeutet sicherlich nicht nur terminologisch eine Zäsur und sollte deshalb auch im vorliegenden Lehrbuch berücksichtigt werden. Andererseits ist die historische Bedeutung der »Neurose« jedoch mittlerweile nicht mehr ausschließlich auf eine Vokabel oder bestimmte Modelle der Krankheitsentstehung reduzierbar, sondern besitzt bereits zusätzlich eine sozialpsychiatrische Dimension, in die die Entwicklung hin zum aktuellen medizinischen und gesellschaftlichen Verständnis für den sich und andere bemühenden Menschen einzubeziehen ist. Vor diesem Hintergrund haben wir uns entschlossen, im Folgenden den Begriff der Neurose (zunächst) beizubehalten, ihn jedoch in Anführungszeichen zu setzen.

Bei **»neurotischem« Handeln** ist der Mensch entweder deswegen unfrei und eingeschränkt, weil er einen dauerhaften seelischen Schmerz nicht zulassen kann. Oder der Mensch ist unfrei und eingeschränkt, weil eine fehlende Bedürfnisbefriedigung sein Erleben und Handeln im Sinne eines Schemas prägt. Biografische, psychologische, aber auch biologische Vulnerabilitäten können die Grundlage für übersteigerte und nicht situationsadäquate Angst(reaktionen) bilden. Lernen spielt in der Entwicklung und Aufrechterhaltung von Angsterkrankungen eine ganz zentrale, wenn auch nicht ausschließliche Rolle.

Anpassungsstörungen sind im Unterschied dazu Störungen des Handelns und Erlebens, die bei akuten Belastungen (Stress) auftreten (z. B. bei Arbeitsplatzverlust, Verlust eines Partners, Versagen in Prüfungssituationen) und die im Aussehen den »neurotischen« Störungen ähnlich sind.

Der Bereich diffuser körperlicher Missempfindungen bis hin zu nachweisbaren organischen Befunden mit psychogener Beteiligung oder Verursachung wurde unter dem Begriff psychosomatische Störungen zusammengefasst (s. auch UEXKÜLL 2001). Inzwischen geht man mehr oder weniger bei allen psychischen Erkrankungen von einem Wechselspiel psychologischer und somatischer Faktoren aus.

Eine strikte Trennung der Kategorien »neurotisch« und »psychosomatisch« scheint uns künstlich. Kränkungen der Beziehungen zu sich selbst oder zur Umwelt sind nicht nur eine Sache der Seele, sondern in jedem Fall auch eine des Körpers. Nur wird beim einen – der seelisch makellos sein muss – mehr der Körper sprechen, während beim anderen – der körperlich nicht krank sein kann oder darf – mehr die Seele sprechen wird. Wenn »neurotisch« gelegentlich nur der genannt wird, der die Kränkung seiner Beziehung nur mit der Seele ausdrücken kann, ist das eine Einengung, ein Mangel, ein Zeichen dafür, dass dem Betroffenen möglicherweise das Gesamt seiner Ausdrucksformen nicht zur Verfügung steht. Ein Therapieziel muss sein, ihm auch seinen Körper erfahrbar zu machen. Es gibt keine Unterscheidung von Körperlichem und Seelischem. Das ist Ansichtssache. Jeder Mensch löst ihm unlösbar erscheinende Situationen auf eine ihn charakterisierende Weise.

Gut geeignet als Thema in Gruppen, Seminaren oder für eigene Überlegungen: Da jede und jeder irgendwie neurotische oder psychosomatische Beschwerden hat, ist es leicht möglich, aus eigener Betroffenheit das Verstehen einzuleiten.

Beispiel Eine Studentin berichtet: »Ich neige zur Neurodermitis. Zunächst wollte ich nur den somatischen Teil der Erkrankung sehen, zumal mir gesagt worden war, dass ich schon als kleines Kind ekzematische Haut hatte. So ging ich immer, wenn meine Haut wieder ausschlug, zum Hautarzt und holte meine Salbe. Dort fand ich eines Tages den Hinweis auf eine Selbsthilfegruppe für junge Frauen mit Neurodermitis. Es hat eine Weile gedauert, bis ich hinging. Aber ich ging hin und fand eine Gruppe von jungen Frauen, die alle an Neurodermitis litten, alle kamen aus gleicher Betroffenheit, manche hatten es noch schlimmer als ich. Im Gespräch mit den anderen habe ich mich besser beobachten gelernt, hier konnte und brauchte ich ja auch nicht so zu tun, als hätte das Seelische mit mir nichts zu tun. Da haben die anderen aus eigener Erfahrung nur geschmunzelt und haben gesagt, so haben sie auch mal angefangen. Ich habe begriffen, dass meine Neurodermitis dann besonders auftritt, wenn ich stark belastet bin oder Kummer habe und wenn ich darüber gleichzeitig wütend bin und gestreichelt werden möchte. Mir fiel ein, dass es mir früher gutgetan hat, wenn meine Mutter mir ein schönes Bad gemacht und dann mit mir über meine Wut gesprochen hat. Aber wenn ich zu ihr hingegangen bin, war das schon immer mit dem Vorwurf, dass sie wieder was ganz falsch gemacht hat. Wir waren dann mal zur Erziehungsberatung. Da war es besser. Seit ich allein lebe und für mich selbst sorgen soll, merke ich, wie viel Widerstand ich dagegen habe und mir meine Mutter fehlt, ich die Dinge aber auch allein schaffen will. Dann schlägt meine Haut immer aus und sagt: Streichle mich, aber fass mich nicht an. Seit ich das begriffen habe, kann ich mit meiner Haut schon viel besser umgehen, und ich kann mit den anderen in der Gruppe auch immer über meine Wut sprechen. Vielleicht mache ich mal eine Therapie. Wir haben auch schon überlegt, ob wir als Selbsthilfegruppe mal mit einer Therapeutin arbeiten wollen.«

Welche Erfahrungen gibt es noch? Wie können wir uns von hier aus das Bemühen und die Mühe der Menschen verständlich machen? Beschreiben Sie Ihr eigenes neurotisches Expertentum.

Während bei den Begriffen »neurotisch«, »psychosomatisch« und »psychogene (neurotische) Reaktion« die lang hingezogene, aber auf jeden Fall erworbene Einschränkung des Handelns eine Rolle spielt, werden davon noch einmal solche Einschränkungen des Handelns abgesetzt, die mit einer gegebenen Eigenart des Individuums im Erwachsenenalter (Persönlichkeitsstil, Persönlichkeitsstörung) begründet werden. Wir machen bei unserer Arbeit zwischen »neurotischen« und persönlichkeitsgestörten Menschen sehr wohl Unterschiede. Auch wenn in jedem Falle eine Störung im Umgang mit Beziehungen zu sich selbst und zu anderen vorliegt.

Persönlichkeitsmerkmale eines Menschen galten lange als ererbt. Inzwischen weiß man jedoch, dass die Umgebung und Lernerfahrungen eine wichtige Rolle in der Entwicklung und Ausgestaltung von Persönlichkeitsmerkmalen spielen. So wie es ganz große und ganz kleine Menschen gibt oder ganz helle und ganz dunkle, so gibt es Menschen, die z. B. ganz langsam oder ganz schnell sind oder ganz nervös, erregbar oder ganz stumpf. Diese Menschen haben es schwer, sich den durchschnittlichen Erwartungen zu stellen, egal woher sie kommen: ob am Arbeitsplatz oder in der Familie, ob den eigenen Erwartungen oder auch ihren eigenen Möglichkeiten gegenüber. Damit ist gemeint, dass jemand nicht einheitlich im Persönlichkeitsstil ist. Einige seiner Eigenschaften müssen so gesehen werden, dass er sich darin erheblich von anderen Menschen unterscheidet, während er mit anderen Eigenschaften ganz gut lebt oder zu leben in der Lage wäre. Meist geschieht es im Umgang mit Menschen, dass sich die auffälligen Merkmale in der Wahrnehmung verdichten, dass jemand eben »ganz das ist«, was sein hervorstechendstes Merkmal ist, und dass er selbst und andere vergessen, ihm die Auseinandersetzung mit dem zu ermöglichen, was sonst noch ist. Wichtig ist, dass häufig das, was persönlichkeitsgestört erscheint, die Art ist, wie jemand sich mit der Welt auseinandersetzen kann. In den letzten Jahren tauchen in allen psychiatrischen Einrichtungen mehr und mehr Menschen mit Persönlichkeitsstörungen, insbesondere der Borderline-Persönlichkeitsstörung, auf. Gleichzeitig wurden auch spezifische psychotherapeutische Behandlungen entwickelt. Eine besondere Rolle spielt das auch für die forensische Psychiatrie. Deshalb ist im Buch ein Kapitel zu diesem Thema aufgenommen (ab S. 521). Es enthält Erläuterungen sowohl zur Frage der Persönlichkeitsstörungen als auch zur forensischen Psychiatrie.

Beispiel Jemand wird schwächer als andere geboren, lebt aber dort, wo seine Schwäche nicht wahrgenommen wird, sondern wo er in den ersten Lebensjahren Anpassungsweisen und Umgehensweisen entwickeln muss, die seiner Schwäche entsprechen. Er mag eng (anankastisch) werden, um so mit seiner Kraft hauszuhalten, oder zu einer selbstunsicheren (sensitiven) Persönlichkeit werden, weil er sich in seiner Schwäche nicht gut binden kann.

Im Umgang mit diesem wie aber mit jedem Menschen in der Psychiatrie kommt es darauf an, mit ihm herauszufinden, was der somatische, ererbte, biologische, natürliche Anteil an ihm ist und wie er mit diesem als Panzer mit sich, den Anderen und den Anforderungen umzugehen gelernt hat. Akzentuierte Persönlichkeitsanteile gehören unweigerlich zu uns, und man kann zunächst therapeutisch fragen, was an dem Menschen und was in der Umgebung bisher verhindert hat, sich so, wie er ist, in seiner einmaligen Individualität, zu akzeptieren. Häufig ist es so, dass jemand hinsichtlich seines Persönlichkeitsstils unter ungünstigen Bedingungen lebt, dies jedoch selbst nicht erkennt oder nicht ändern kann oder will. Beispielsweise können ein restriktives Arbeitsumfeld, das dem Erlebnishungrigen bzw. Kreativen keinen Spielraum lässt, oder auch chronisch unsichere Lebensumstände, die der Vorsichtigen oder Ängstlichen keine Orientierung erlauben, zu ausgeprägtem Leiden führen. Hier kann durch eine vorsichtige, therapeutisch begleitete Aufarbeitung der Lebenssituation und eine sich eventuell anschließende Neuausrichtung häufig mittelfristig eine deutliche Entlastung erreicht werden.

Menschen mit manifesten Persönlichkeitsstörungen hingegen stoßen in unterschiedlichsten Situationen immer wieder auf Probleme, welche bei näherer Betrachtung regelmäßig durch weitestgehend kontextunabhängige Defizite in bestimmten Bereichen bedingt sind. So können ausgeprägte interaktionelle Schwierigkeiten, Defizite in der Emotionsregulation, eine verminderte Fähigkeit zum Perspektivwechsel bzw. zur Mentalisierung, ein übermäßiges und nicht relativierbares Bedürfnis nach Struktur, Unterstützung oder Schutz eine Lebensgestaltung unter unterschiedlichsten Bedingungen deutlich erschweren. Folglich darf in diesen Fällen der Fokus nicht (nur) auf die Veränderung externer, situativer Faktoren gelegt werden; vielmehr sollte hier therapeutisch versucht werden, bei den Betroffenen strukturelle Veränderungen zu erreichen, Fertigkeitsdefizite auszugleichen sowie Wahrnehmungen, Bewertungen und Reaktionen in Richtung auf eine zufriedenere »globale« Lebensführung zu verändern.

Natürlich sind immer auch die Rolle aktueller gesellschaftlicher Bedingungen und die damit verbundenen Erwartungen an den Einzelnen hinsichtlich Individualität bzw. Konformität kritisch in die Behandlungsplanung einzubeziehen. Aktuell werden beispielsweise asthenische, sensitive, anankastische, schizoide, schizotype, depressive, hyperthyme (antriebsstarke), emotional instabile, erregbare, gemütsarme, querulatorische, histrionische Persönlichkeitsstörungen beschrieben (die Reihe ist je nach idealisiertem Menschenbild beliebig veränderbar und verlängerbar). Die Annäherung an »normatives«

Fühlen, Denken und Verhalten während des therapeutischen Prozesses ist vor diesem Hintergrund sicherlich oft als eine Gratwanderung zu begreifen, bei der sowohl der Schutz der Individualität als auch der Leidensdruck der Betroffenen Berücksichtigung finden müssen.
Auch ist unbedingt notwendig, dass sowohl Therapeutin als auch Patient lernen, mit dem (doch in weiten Teilen ungünstigen) Begriff der »Persönlichkeitsstörung« umzugehen. Aufseiten der Behandelnden hat man sich zu jedem Zeitpunkt zu vergegenwärtigen, dass man es in der konkreten Situation nicht mit »der Persönlichkeitsstörung« zu tun hat, sondern mit einem Menschen, der vor dem Hintergrund seiner individuellen Lebensgeschichte eine mögliche Variante menschlichen Erlebens und Verhaltens präsentiert. Obwohl die Betroffenen leiden, sind sie zunächst davon überzeugt, das Richtige zu fühlen, zu denken und zu tun, da ihr Repertoire keine oder nur sehr wenige Alternativen beinhaltet. Dies in jeder Hinsicht anzunehmen ist äußerst wichtig, um sich gerade in schwierigen Therapiesituationen nicht von unangebrachten und vielleicht fatalistischen Annahmen hinsichtlich Motivation und Prognose leiten zu lassen. Bereits aus terminologischen Gründen ist nachvollziehbar, dass sich Patienten mit einer Persönlichkeitsstörung oft tief minderwertig fühlen, obwohl intellektuell leicht einsehbar ist, dass sie vielleicht anders, nicht jedoch schlechter sind oder sich anderweitig qualitativ von »ungestörten« Menschen unterscheiden. Deshalb sollte der Patient (therapeutenbegleitet) zu der Erkenntnis gelangen, dass keinesfalls seine Persönlichkeit im Sinne einer Abnormität »gestört ist«, sondern dass eine befriedigende Lebensführung durch aktive Schemata, ungelöste Konflikte oder automatische Gedanken »gestört wird« und dass die Therapie hier durch verschiedene Ansätze mittel- und langfristig zu einer größeren Flexibilität beitragen kann.
Noch ein Begriff muss eingeführt werden, nämlich der der »Entwicklung«. Situationen können für einen Menschen so unüberschaubar, brisant, schwierig, widersprüchlich, unlösbar, beladen werden, dass er eine lebensbestimmende, vereinfachende Sichtweise entwickelt, die z. B. »verrückt« sein kann.

Beispiel Eine türkische Frau war als junges Mädchen gegen ihren Willen mit einem Mann verheiratet worden, den sie nie hatte ertragen können. Als beide nach Deutschland kamen, um bei einem Großkonzern zu arbeiten, ließ sie sich in einem mühsamen Prozess scheiden. Der Bruder wollte es ihr verbieten. Daraufhin brach sie mit dem Bruder. Als sie Mitte vierzig war, wurde sie wegen Arbeitsplatzabbaus mit einer Abfindung entlassen. Plötzlich stand sie vor der Leere, und in diese Leere hinein fielen alle Trauer und alle

Wut, aller Hass und alle Bitternis über ihr Leben. Sie hatte sich sehr viel Mühe gegeben, war sehr stolz, und plötzlich konnte sie ihre Arme nicht mehr bewegen, war starr und stumm, sodass sie hilfsbedürftig wurde.

In der Tat spielen alle genannten Gesichtspunkte im täglichen psychiatrischen Tun eine erhebliche Rolle, jedoch leiten wir aus den bestehenden Unterschieden zwischen Menschen nicht den Anspruch einer sich verfeinernden Diagnostik ab, sondern sehen in der Anerkennung der Unterschiede eine Möglichkeit zur differenzierten Selbstwahrnehmung. Wir sehen darin eine Möglichkeit, mit den einzelnen Betroffenen herauszufinden: Woran leide ich eigentlich, und welches sind die Bedingungen meines Leidens?
Wenn der Begriff »neurotisch« angewendet wird, wird davon ausgegangen, dass irgendwann im Laufe des Lebens so gravierende Missverhältnisse entstehen zwischen den Wünschen, Bedürfnissen, Antrieben des Menschen und den einschränkenden Bedingungen, die real (z. B. nicht vorhandene Nahrung) oder sozial (Mutter denkt, es sei gut, nicht so viel zu schmusen, oder auch: Mutter hat keine Zeit zu schmusen) sein können, und der Art, wie sie sich beim Menschen festsetzen, dass im Handeln Störungen auftreten. Sie können sich gleich in der Kindheit äußern oder zu späteren kritischen Zeitpunkten in typischer Ausformung wieder auftreten.

Was machen wir mit Angst?

Bisher ist von Angst noch kaum die Rede gewesen. Wir gehen davon aus, dass wir alle in bestimmten Situationen Angst erleben, mit der wir entweder so umgehen können, dass sie weniger wird, oder so, dass sie sich vermehrt. Wenn wir so mit ihr umgehen, dass sie weniger wird, kann es gelungene und verfehlte Lösungen geben. Gelungene sind solche, die in der gleichen Situation einen größeren Handlungsspielraum möglich machen, in denen die Angst zur Gefahrenkontrolle genutzt werden kann. Verfehlt (»neurotisch«) sind solche, die mich einengen, die mich panzern, wenn der Signalwert der Angst nicht erkannt wird, sondern die Angst als Gefahr krampfhaft vermieden wird. Es gibt viele unstrukturierte Situationen, also solche, die man (noch) nicht kennt, die man (noch) nicht benennen kann, die man nicht voll verstehen kann; zudem ändert sich unentwegt irgendetwas. Jeder erfährt, dass Teile dessen, was er selbst tut, unliebsam sind, unerwünscht, Ärger, Wut, Zorn, Angst im Anderen auslösen. Die Folge ist, ich fange an, so zu tun, als ob bestimmte Gefühle nicht zu mir gehören. Immer, wenn sie wieder auftauchen, irritieren sie mich, und ich sorge dafür, dass sie noch weiter weggedrückt (verdrängt) werden, bis es fast so aussieht, als seien sie nicht mehr da. Und damit mich diese Gefühle (Wünsche nach mehr Zärtlichkeit, nach mehr Macht, nach weniger Angst, nach weniger Bevormundung, nach mehr Geselligkeit, nach mehr Aggression, Gefühle von Neid, Liebe und Hass) nicht mehr irritieren, damit der Panzer (die Abwehr) stabil wird, handle ich so, dass ich mich so sehen kann, wie ich denke, dass man mich zu sehen wünscht. Dabei geht oft bereits sehr früh die Fähigkeit verloren, manche Gefühle als zu mir selbst gehörig zu erleben. Jede neue Begegnung und jede neue Beziehung, die man aufnimmt, birgt in sich die Gefahr, dass die Gefühle, die weggepanzerten, wieder auftauchen, sodass der Mensch angstvoll verzweifelt, mit Angst vor Blamage und Lächerlichkeit, mit Minderwertigkeitsgefühlen reagiert, die ihn unfähig machen, in eine reife Beziehung zu treten. Daher auch die Angst vor Neuem überhaupt. Da der Mensch seine Wirklichkeit selbst macht, fällt der Panzer häufig lange nicht auf. Erst in Krisensituationen, wenn von den verdrängten Gefühlen welche gebraucht werden, um eine neue Beziehung aufzunehmen oder um sich trennen zu können, kommt es zum Versagen der Abwehr und zur Ausformung eines Symptoms (das untergründig auch vorher schon existiert haben mag).

Für die Bestimmung eines neurotischen Anteils muss ich erstens einen langjährigen – sich im Laufe der Zeit stabilisierenden – Panzer beschreiben können. Die Kenntnis der frühkindlichen Entwicklung hilft dabei, mit dem Patienten herauszuarbeiten, wo die wesentliche Kränkung liegt, welche Teile von sich selbst er oder die Umwelt nicht annehmen konnten. Zweitens muss die Panzerung zu einer so starken Einengung geführt haben, dass der Mensch einer jetzt bestehenden Anforderung nicht gewachsen ist. »Neurotische« Anteile lassen sich nach zwei weiteren Gesichtspunkten beschreiben, die jedoch voneinander abhängig sind und sich miteinander verweben. Die Geschichte des Seelischen des Menschen ist vor dem Hintergrund seines Körpers und seines Sozialen zu beschreiben.

Typen des Auslebens (»neurotische« Syndrome)

Zum einen unterscheidet man die Typen des Auslebens: generalisierte Ängste und Sorgen, panisches, phobisches, hypochondrisches, dissoziatives und zwanghaftes Ausleben. Die Arten treten im klinischen Alltag häufig gemischt auf und werden durch die Weltgesundheitsorganisation aktuell wie folgt klassifiziert:

Generalisierte Ängste zeichnen sich durch mindestens sechs Monate bestehende Sorgen und Befürchtungen aus, die sich auf einen oder mehrere Aspekte des täglichen Lebens beziehen, ohne dass diesen (oder deren Ausmaß) jedoch objektivierbare Korrelate gegenüberstehen. Charakteristische Inhalte sind hierbei die gesundheitliche, sicherheitsbezogene, partnerschaftliche oder soziale Situation oder Perspektive der eigenen Person bzw. die naher Bezugspersonen. Begleitet werden die Ängste meist von überdauernden, in ihrer Intensität jedoch meist wellenförmig verlaufenden körperlichen Beschwerden, die aufgrund ihres »Projektionsfeldes« häufig typische Bezüge zu einer stressassoziierten »psycho-somatischen Koppelung« aufweisen (z. B. muskuloskelettale Schmerzsyndrome aufgrund Verspannung, Probleme mit dem Magen-Darm-Trakt wie das »Colon irritable«). Eine weitere Folge generalisierter Ängste sind Schlafstörungen, die häufig auch der initiale Grund der Arztkonsultation sind. Charakteristisch hierbei ist insbesondere eine verlängerte Einschlaflatenz, die aus sorgenimmanentem Grübeln entsteht. Im Gegensatz zum depressiven Menschen, der eher retrograd und schuldbeladen grübelt, ist dies bei generalisiert-ängstlichen Menschen jedoch inhaltlich meist nach vorn gerichtet. So wird versucht, durch ein »Sichsorgen« möglichst viele zukünftige Situationen hinsichtlich ihrer möglichen Verläufe durchzudenken, so erwartete Katastrophen abzuwenden und den kaskadenartigen Verlauf der Sorgen zu entschleunigen bzw. zu beenden. (»Wenn ich morgen beim Arzt ausschließen lasse, dass ich Darmkrebs habe, kann ich sicher sein, dass ich weiterarbeiten kann, und wir werden nicht Haus und Hof verkaufen müssen.«) So ist beim generalisiert-ängstlichen Menschen stets eine gewisse Einsicht in die Sinnhaftigkeit der Ängste vorhanden (»Sorge ist Vorsorge«), die jedoch den Leidensdruck aufgrund der meist hohen inhaltlichen Dynamik der Angstinhalte (z. B. Auslösung durch Berichte von Unfällen, Krankheiten oder sozialen Veränderungen in den Medien) nicht schmälert (Plag u. a. 2014).

Panikattacken als eine prototypische Erscheinungsform einer akuten pathologischen Angstreaktion können, wenn sie wiederholt und unerwartet auftreten und zu einer Verhaltensänderung führen, als eigenständige psychische Erkrankung gesehen werden. Sie können jedoch auch symptomatisch bei verschiedenen somatischen Erkrankungen (z. B. Hyper- oder Hypothyreose, Asthma bronchiale, [supra-]ventrikuläre Tachykardie, Myokardinfarkt, Phäochromozytom oder epileptische Auren), bei psychischen Erkrankungen wie anderen Angsterkrankungen, aber auch bei Depression oder einem Substanzmissbrauch (v. a. Kokain, Amphetamine) auftreten. Vor diesem Hintergrund hat bei der »aus heiterem Himmel« auftretenden Angst die somatische

Ausschlussdiagnostik eine noch größere Bedeutung als bei symptomatisch vergleichbarem Angsterleben, das ausschließlich durch die Konfrontation mit phobischen Auslösern hervorgerufen wird (siehe unten). Kann jedoch keine körperliche oder exogene Ursache gefunden werden, sollte ein ohne erkennbaren Grund auftretendes Syndrom (u.a. bestehend aus erhöhtem Puls, Atemnot, Zittern, Schwitzen, Übelkeit, Stuhl- und/oder Harndrang, Kribbelparästhesien, einem Unwirklichkeitsgefühl sowie der Furcht vor Kontrollverlust oder Tod) als Panikattacke oder bei wiederholtem Auftreten (mehr als zweimal monatlich) als **Panikstörung** diagnostiziert werden. In mehr als der Hälfte der Fälle entwickeln die Betroffenen eine Agoraphobie, die dann den Verlauf weiter verkomplizieren kann.

Bei **phobischen Ängsten** kann eine konkrete Angstquelle angegeben werden, die jedoch den meisten anderen Menschen keine Angst oder kein ausgeprägtes Unwohlsein bereitet. Bei Kindern wird eine Reihe von phobischen Ängsten in der Regel als normales Durchgangsstadium in der Entwicklung verstanden (z.B. Angst vor Hunden oder vor schnellen Bewegungen). Bei den *spezifischen (isolierten) Phobien* stellen umschriebene Situationen, Gegenstände oder Tiere den phobischen Stimulus dar. Sucht man im Internet nach »spezifischen Phobien«, bekommt man Listen mit bis zu 500 phobischen Subtypen angeboten, in denen sich von der »Ablutophobie« (Angst vorm Waschen oder Baden) über die »Myctophobie« (Angst vor Dunkelheit) und die »Triskaidekaphobie« (Angst vor Freitag dem 13.) bis zur »Zoophobie« (Angst vor Tieren) alle nur erdenklichen phobischen Stimuli finden lassen. Sicherlich gibt es einerseits innerhalb der aufgeführten Syndrome deutliche Unterschiede hinsichtlich Leidensdruck und Behandlungsbedürftigkeit; die teilweise äußerst umfangreichen Aufzählungen zeigen andererseits jedoch auch, dass prinzipiell jeder Aspekt der (sozialen) Umwelt Auslöser für eine phobische Reaktion sein kann. Traditionell werden mit dem »Umwelt«-, dem »Tier«-, »Naturgewalten«-, »Blut-Injektion-Verletzungs-« und dem »situativen« Typ sowie einer Restkategorie sechs Gruppen geführt, unter denen sich die einzelnen spezifischen Syndrome subsumieren lassen. Die konkrete Angst, durch Dritte negativ bewertet zu werden, bildet die Grundlage der *sozialen Phobie* (Liebowitz u.a. 1985). Diese kann sich auf die direkte soziale Interaktion (z.B. Halten eines Vortrags, Kennenlernen neuer Menschen), aber auch auf Beobachtungssituationen (z.B. Essen oder Trinken in der Öffentlichkeit) beziehen. Den Verlauf verkomplizieren und den Leidensdruck weiter erhöhen kann bei sozialphobischen Menschen schließlich die »Erythrophobie«, bei der das situativ ausgelöste Erröten eigenständig phobisch besetzt ist. Die *Agoraphobie (Platzfurcht)* wurde im Jahr 1872 nahezu zeitgleich durch Karl Westphal und Emil Cordes erstmalig so benannt und detailliert beschrieben. Heute wird hierunter die Furcht vor oder in Situationen verstanden, aus denen der Betroffene nicht unmittelbar entweichen kann bzw. die keiner sofortigen Hilfe zugänglich sind. »Klassiker« sind das Benutzen öffentlicher Verkehrsmittel, von Fahrstühlen, der Aufenthalt in Verkehrsstaus, Menschenmengen, das Fahren auf der Autobahn oder einfach auch das Verlassen des »Schutzraums« des eigenen Zuhauses. Unabhängig von den situativ getriggerten Panikattacken gehen nicht selten spontane Panikattacken der agoraphobischen Symptomentwicklung voraus, begleiten sie oder entwickeln sich sekundär. Entsprechend ist in der ICD die Agoraphobie mit und ohne Panikstörung als jeweils eigenständige Entität aufgeführt.

Allen **Angststörungen** gemeinsam ist die Erwartungsangst (»antizipatorische Angst«) vor der nächsten Panikattacke, phobischen Reaktion oder der nächsten Sorgenkaskade. Sie wiederum führt oft zu einem störungsspezifischem Vermeidungsverhalten – der Phobiker meidet die jeweilige Situation oder den Gegenstand, der Paniker die körperliche Anstrengung (z. B. wird der erhöhte Puls, die schnellere Atmung mit den körperlichen Symptomen einer Panikattacke assoziiert) und der generalisiert-ängstliche Mensch die Konfrontation mit den Sorgen auslösenden Momenten. Hierdurch »schrumpft« das Funktionsniveau jedoch massiv zusammen und beschleunigt den Leidensdruck weiter.

Die **Zwangsstörung** zeichnet sich dadurch aus, dass sich den Betroffenen gegen ihren Willen Gedankeninhalte oder Handlungsimpulse aufdrängen, die sie als deutlich »ich-dyston« oder sinnfrei wahrnehmen. Eine gleichzeitig sich einstellende progrediente Anspannung kann jedoch nur durch das repetitive »Durchdenken« bzw. Ausführen der Handlung – kurzfristig – abgebaut werden; die Zwänge treten jedoch zeitnah wieder auf und der »Teufelskreis« beginnt von vorn. Typische Zwangshandlungen sind *Kontroll-, Symmetrie- oder Zählzwänge*, bei denen jeweils der Zustand (Tür verschlossen? Herd ausgestellt? Licht ausgeschaltet?), die Ordnung (Sortieren bzw. Positionieren nach farblichen, geometrischen oder funktionalen Aspekten) oder das Aufsummieren von Alltagsgegenständen inhaltlich im Mittelpunkt stehen können. Zwangsgedanken kollidieren inhaltlich oft deutlich mit eigenen Werten bzw. moralischen Einstellungen und sind deshalb für die Patientinnen und Patienten häufig besonders belastend. Dominieren können hierbei *blasphemische, sexualisierte* oder *gewalttätige Inhalte*, die zu einem ausgeprägten Schamgefühl sowie zu der Angst, diese Inhalte umsetzen zu können bzw. zu müssen, führen.

An dieser Stelle zeigt sich oft die Beziehung zwischen den beiden Qualitäten der Zwangsstörung: Zur »Neutralisierung« der Zwangsgedanken werden häufig Zwangshandlungen eingesetzt. (»Um meinen Fluch gegenüber meinem Vater unwirksam zu machen, muss ich dreimal die Tür auf- und wieder zumachen.«) Obwohl Zwangserkrankte grundsätzlich die Sinnlosigkeit der Gedanken und Handlungen erkennen, kann diese Einsicht sich je nach Schweregrad der Störung relativeren bzw. verloren gehen. Aus Befürchtungen können in Einzelfällen Überzeugungen werden, die aufgrund der »inneren Evidenz« des Patienten die Grenze zum Psychotischen erreichen bzw. überschreiten. Eine besondere Dynamik kann in diesem Zusammenhang der *Waschzwang* annehmen. Repetitive und mitunter exzessive Reinigungsrituale einzelner Hautstellen bzw. des gesamten Körpers resultieren aus der Angst, durch Krankheitserreger oder Umweltgifte kontaminiert worden zu sein, und führen in Abhängigkeit von Frequenz und Intensität teilweise zu (schweren) dermatologischen Komplikationen. Die psychosozialen Einschränkungen ergeben sich bei der Zwangsstörung neben der eigentlichen, unmittelbar symptombezogenen psychischen Belastung auch aus der sogenannten »Neutralisierungszeit«, die täglich bis zu mehreren Stunden betragen kann (Zeit, in der der Betroffene in die Symptomatik eingebunden ist und die verstreicht, bevor er seinen Alltagstätigkeiten wieder nachgehen kann).

Als **dissoziativ** oder »konversionsneurotisch« wird gemäß der ICD-10 ein »teilweiser oder völliger Verlust der normalen Integration der Erinnerung in die Vergangenheit, ins Identitätsbewusstsein, in die Wahrnehmung unmittelbarer Empfindungen sowie in die Kontrolle von Körperbewegungen« verstanden. Dieser kann (sub-)akut und dann oft zeitlich begrenzt mit direktem Bezug auf ein traumatisches Ereignis verlaufen, aber auch chronisch (progredient) als individuelle Reaktion oder Bewältigungsversuch hinsichtlich mittel- oder langfristiger Belastungen oder Konflikte. Sowohl ausschließlich psychogene als auch nur körperliche Symptome können auftreten oder beides kombiniert. Formen der »psychischen Dissoziation« können amnestische Episoden, Depersonalisation oder -realisation, die dissoziative Fugue (d.h. eine »zielgerichtete Ortsveränderung«, für die eine vollständige Amnesie besteht) sowie Identitätsstörungen bzw. -veränderungen (z.B. »Besessenheitszustände«) sein. Die »somatoforme Dissoziation« kann sich symptomatisch über nahezu alle medizinischen Fachgebiete erstrecken. Mutismus, Ertaubung oder Stupor können das klinische Bild prägen, und häufig manifestieren sich die körperbezogenen Symptome auch als komplexe (dissoziative) Bewegungsstörungen, Krampfanfälle oder als sensomotorische Beschwerden, die dann vor dem Hintergrund möglicher organopathologischer Differenzialdia-

gnosen (z. B. Tic-Störungen, Epilepsie oder chronisch-entzündliche ZNS-Erkrankungen) zunächst eine ausführliche somatische und toxikologische Diagnostik nach sich ziehen (und auch nach sich ziehen sollten!). Sicherlich gehört die **dissoziative Störung** zu den komplexesten und hinsichtlich ihrer Pathogenese am meisten kontrovers diskutierten psychischen Erkrankungen (Kozlowska 2007). Bis heute dauert die Diskussion darüber an, ob die dissoziative Symptombildung schwerpunktmäßig eine bewusstseinsnahe Reaktion auf die (Re-)Aktivierung von be- oder überlastenden Emotionen (z. B. bei traumatisierten Menschen) darstellt oder eher einen – im Sinne eines »Schutzschalters« – physiologisch ausgelösten Automatismus. Seit der Begriffsbildung und ersten Subtypisierungen durch Pierre Janet und Morton Prince am Ende des 19. bzw. Beginn des 20. Jahrhunderts gab es bis in die 1980er-Jahre eine stetig wachsende Anzahl von Beschreibungen dissoziativ reagierender Menschen. Erste Modelle sahen die dissoziative Reaktion als eine Folge aufgebrauchter psychischer Energie zur Problembewältigung (Janet, »la misère psychologique«) oder als Abwehrmechanismus eines ungelösten, traumaassoziierten Konfliktes (Freud). Ab den 1950er-Jahren wurden diese durch Überlegungen ergänzt, die eine (Re-)Aktivierung phylogenetisch verankerter Schutzmechanismen (z. B. »Totstellen« oder »beschwichtigende Verteidigung«) als ursächlich ansahen. Letztere fließen auch in aktuelle Pathogenesemodelle ein, die die individuelle Dissoziationsneigung als Ergebnis eines mehrgliedrigen Prozesses aus (entwicklungs-)biologischen und Umweltfaktoren sehen (siehe auch S. 454 f.).
Eine besonders ausgeprägte und komplexe Form der Dissoziation ist die *»dissoziative Identitätsstörung«*. Hierunter wird das meist kontextabhängige »Auftreten« unterschiedlicher »Persönlichkeiten« innerhalb einer Person verstanden, die vollständig unabhängig voneinander zu sein scheinen und jeweils durch bestimmte Eigenheiten (z. B. unterschiedliche Stimme, Intonation und »Biografie«) unterscheidbar sein können. Fälschlicherweise wurde und wird die Symptomatik der dissoziativen Identitätsstörung landläufig oft in den schizophrenen Formenkreis eingeordnet, und auch die in der ICD-10 (noch) gebräuchliche Bezeichnung der »multiplen Persönlichkeitsstörung« ist sowohl hinsichtlich der dissoziativen Genese des Beschwerdebilds als auch der geläufigen Einteilung psychischer Erkrankungen in Achse-I- und Achse-II-Störungen irreführend. Obgleich die dissoziative Identitätsstörungen aufgrund ihrer oft dramatischen klinischen Präsentation zeitweilig großes (populär-)wissenschaftliches Interesse erlangte (z. B. im Film »Eva mit den drei Gesichtern« von Nunnally Johnson aus dem Jahr 1957 oder im Roman »Ich und die anderen« von Matt Ruff 2004), wird sie heute bezüglich

ihrer Bedeutung kritisch diskutiert, inklusive eines möglichen suggestiven Stellenwerts von Medien und anderen Umweltfaktoren in der Symptombildung (»soziokognitives Modell«). Wiederholt hat sich jedoch auch gezeigt, dass bei der Mehrzahl der Patientinnen und Patienten eine schwere und oft frühkindliche Traumatisierung zu finden ist, weshalb verschiedene Pathogenesemodelle dieser eine bedeutende Rolle in der Krankheitsentwicklung zugeschrieben haben (Dorahy u.a. 2014; siehe auch S. 454 f.).

Körperliche Symptome oder Krankheitsbefürchtungen ohne (organopathologisches) Korrelat, die über einen Zeitraum von mindestens zwei Jahren bestehen, sind die Kernsymptomatik der **somatoformen Störungen**. Diese können wiederum »somatisierend« oder »hypochondrisch« auftreten. Menschen mit einer **Somatisierungsstörung** weisen, wenn sie zur Psychiaterin oder zum Psychotherapeuten kommen, meist bereits eine lange Vorgeschichte an fachärztlichen Konsultationen, diagnostischen Prozessen sowie konservativen oder operativen Therapieversuchen auf, ohne dass jedoch eine (das Ausmaß ihrer Beschwerden und des daraus resultierenden Leidens ausreichend erklärende) körperliche Ursache gefunden bzw. eine (dauerhafte) Linderung der Beschwerden erreicht werden konnte. Die Beschwerden können hinsichtlich ihrer Ausprägung an- und wieder abschwellen und besitzen häufig eine deutliche Assoziation zu Stress, die oft auch für die Betroffenen erkennbar ist. Das Beschwerdebild kann hinsichtlich Anzahl, Lokalisation und Art der Symptome wechseln *(undifferenzierte Somatisierungsstörung)* oder sich überdauernd auf ein oder mehrere bestimmte Körpersysteme oder eine Qualität beziehen. Die *somatoforme autonome Funktionsstörung* kann alle vegetativ innervierten Organsysteme (z.B. Magen-Darm-Trakt, Herz, Atemwege, Geschlechtsorgane) betreffen und durch jeweils charakteristische Symptome (z.B. Flatulenz, Diarrhoe, Übelkeit, Tachykardie, Arrhythmie, Hypertonie, Dyspnoe, Poly- oder Dysurie) bestimmt sein. Die *somatoforme Schmerzstörung* hingegen kann Kopf-, Gelenk- oder Rückenschmerzen, jedoch auch jede andere Schmerzlokalisation und Art (z.B. neuralgiform oder rheumatisch anmutend) umfassen und aufgrund ihrer Persistenz einen ausgeprägten Leidensdruck des Patienten bedingen.

Eine weitere besondere Variation der somatoformen Störung ist die *hypochondrische Störung*, die sich von der Somatisierungsstörung vor allem durch die zeitliche Reihenfolge von Krankheitsbefürchtung und Symptomentwicklung unterscheidet. Während die »Somatisierende« für vorhandene Symptome eine Erklärung sucht, befürchtet der Hypochonder, erkrankt zu sein. Ganz eigenommen von dieser Angst, überbewertet er »normale« Körperempfindungen, interpretiert sie im Sinne des persönlichen Krankheitskonzepts und entwickelt so ein für ihn »schlüssiges« Beschwerdebild. Dies führt wiederum dazu, dass er sich durch eine negative Diagnostik kaum beruhigen lassen kann, negativen Befunden misstraut und »von Arzt zu Arzt rennt«. Ähnlich wie bei der Zwangsstörung kann in Abhängigkeit der Intensität der Symptomatik die Grenze zwischen überwertiger Wahrnehmung und wahnhaftem Krankheitserleben verwischen oder überschritten werden, was sich unmittelbar auf Krankheitseinsicht und psychiatrische Behandlungsbereitschaft auswirken kann. Eine besondere Form der Hypochondrie stellt wiederum die *körperdysmorphe Störung (Dysmorphophobie)* dar. Dieses Störungsbild ist gekennzeichnet durch die Überzeugung, an einem körperlichen Defekt, einer Missbildung oder Entstellung zu leiden, ohne dass diese durch Dritte (generell oder in dem vom Betroffenen empfundenen Ausmaß) nachvollziehbar ist. Die Symptomatik kann sich prinzipiell auf alle Teile und Aspekte des Körpers beziehen und zu erheblicher Scham sowie mittelbar zu einer deutlichen Einschränkung der sozialen und sexuellen Interaktionsfähigkeit führen. Nachdem der italienische Arzt MORSELLI (1891) dieses Krankheitsbild erstmals als »Dysmorphophobie« nosologisch erfasste, wurde es in der ersten Hälfte des letzten Jahrhunderts mit den somatoformen Störungen in Verbindung gebracht und schließlich ab den 1980er-Jahren in den internationalen Klassifikationssystemen als körperdysmorphe Störung berücksichtigt. Wie bei den anderen Formen der Hypochondrie kann die Qualität der körperdysmorphen Symptomatik bei einigen Betroffenen die Kriterien des Wahns erfüllen, d. h., die innere Evidenz der Betroffenen für die entsprechende Wahrnehmung ist nicht oder kaum relativierbar. Ähnlich wie bei den Angststörungen existiert auch bei der körperdysmorphen Störung ein Sicherheitsverhalten (z. B. Bedecken der betreffenden Körperstellen), durch das die Patienten die Scham gegenüber der sozialen Umwelt zu reduzieren versuchen.

Abwehr, Kognition, Vermeidung

Neben den Typen des Auslebens muss ein anderer Gesichtspunkt bei der Beschreibung »neurotischer« Anteile berücksichtigt werden, nämlich die Mechanismen, mit deren Hilfe versucht wird, eine Symptomkontrolle zu erreichen bzw. die bei der Entstehung und Aufrechterhaltung des jeweiligen Syndroms eine bedeutende (dysfunktionale) Rolle spielen. In Abhängigkeit der jeweiligen psychotherapeutischen Schule werden diesbezüglich unterschiedliche »Pathomechanismen der Neurose« postuliert.
Vor dem Hintergrund ihres konfliktzentrierten Struktur- und Instanzen-

modells hat die Psychoanalyse ab den 1920er-Jahren zunächst den Begriff der »Abwehr« eingeführt, der auch von anderen, schwerpunktmäßig biografisch orientierten Psychotherapieverfahren (z. B. der tiefenpsychologisch fundierten Psychotherapie) bis heute genutzt wird. Abwehr ist ein Sammelbegriff für unterschiedliche, überwiegend unbewusste Mechanismen zur Konfliktbewältigung, welche wiederum aus dem »Triebanspruch« des »Es« resultieren. Auf dieser Basis formulierte schließlich Anna FREUD (1936) spezifische **Abwehrmechanismen**, die der »neurotischen« Symptombildung zugrunde liegen und bei zu starker Ausprägung die Selbstwahrnehmung eines Menschen beeinträchtigen und die Beziehungen zu sich und seiner Umwelt charakterisieren können.

So ist beispielsweise *Verdrängen* eine Handlung, bei der unliebsame Gefühle so weit aus der eigenen Aufmerksamkeit herausdrängt werden, dass sie nicht mehr als zu dem eigenen Ich gehörig erlebt werden (»Ich kenne Hass, Begierde, Neid oder den Wunsch nach Geborgenheit im Allgemeinen – ich selbst habe solche Gefühle aber nicht. Sie bei mir zu entdecken, wäre eine herbe Enttäuschung«). Verdrängung richtet sich vor allem gegen Gefühle dem Selbst gegenüber und beleuchtet also, wie man mit sich selbst umgeht, wie offen man sich selbst gegenüberstehen kann oder wie eng man sich sehen muss. *Regredieren* ist eine Handlung, bei der ich unliebsamen Anforderungen dadurch ausweichen kann, dass ich auf kleinkindliche Verhaltensweisen zurückgreife. Unliebsame Anforderungen können tatsächliche Anforderungen (oder Überforderungen) sein, aber auch Versuchungen, die mich ängstigen oder genieren. *Reaktionsbildung* hilft, die Verdrängung aufrechtzuerhalten. *Isolieren von Gefühlen* meint eine Handlung, durch die es gelingt, rein intellektuell über Wut oder Zuneigung zu sprechen, jedoch das entsprechende Gefühl nicht zu empfinden. Wenn man mit einem Gefühl so umgehen kann, als betrachte man es als Gegenstand, der mit einem nichts zu tun hat, ist man sowohl nach innen als auch nach außen abgesichert (z. B. wissenschaftliche Begriffsbildung). *Ungeschehenmachen* ist im Alltag beispielsweise, sich für etwas zu entschuldigen (»Es war nicht so gemeint!«; »Wir wollen so tun, als sei nichts gewesen!«). Diese Handlung setzt man ein, wenn man glaubt, sich verraten zu haben, und wenn man vor allem gegen die Verurteilung durch das eigene Gewissen oder die befürchtete Strafe angeht. Oder man will den Verrat, von dem man glaubt, ein Anderer habe ihn an einem begangen, ungeschehen machen: Eigentlich fühle ich mich gekränkt, aber der Andere meint das sicher nicht so. Diese Abwehr dient der Aufrechterhaltung einer harmonischen Beziehung und vor allem der Vermeidung von Vorwürfen und Schuldgefühlen.

Wenn bei Anderen die Gefühle gesehen und bekämpft werden, die ich bei mir selbst nicht mag bzw. nicht ertragen kann, dann wird diese Handlung *Projektion* genannt. Nicht »Ich habe etwas gegen einen Anderen«, sondern: »Alle haben etwas gegen mich«. Oder: »Ich will nie verführen, aber die Anderen haben nichts anderes im Sinn.« Genauso wie man unliebsame Gefühle projizieren kann, kann man sie auch *introjizieren*, d.h. sich zu eigen machen. Die beiden zuletzt genannten Abwehrhandlungen haben mehr als alle anderen mit dem Problem Distanz und Nähe zu tun. Zum einen distanziert man Gefühle über Gebühr, zum anderen holt man sie über Gebühr in sich hinein, um sie von außen nicht als Gefahr zu erleben.

Eine häufig zu beobachtende Abwehrhandlung ist die *Wendung gegen die eigene Person*: Da es mir nicht gelingt, Wut und Hass gegen die Leute zu richten, die diese Gefühle betreffen, kann ich nur mich selbst hassen und alle Gefühle der Wut gegen mich richten. Erlebte Unzufriedenheit wird immer nur als aus einem selbst kommend betrachtet. Man hat nicht den Mut, die Gründe für die quälende Unzufriedenheit außerhalb seiner selbst zu suchen.

Eine für den sozialen Bereich wirksame Abwehrhandlung ist die *Verkehrung ins Gegenteil.* Im normalen Umgang häufig als Höflichkeit verbrämt, kann diese Art der Abwehr dazu führen, dass man Personen, die man am allerwenigsten mag, mit besonderer Nettigkeit bedenkt oder umgekehrt Personen, die man begehrt, schnöde und zurückweisend behandelt. Wenn es mit dieser Art der Abwehr nicht ganz gelingt, das unliebsame Gefühl wegzupanzern, kann es zu der Art von zweideutigem Handeln kommen, wo gleichzeitig das abgewehrte und das – gegenteilige – abwehrende Gefühl vorhanden sind: etwa als »Komm her – geh weg!« oder wie es auch als Hassliebe beschrieben wird.

Auf Basis dieses Konzepts versucht die Psychoanalyse, unter dem bewussten Einsatz **regressiver Prozesse** eine Aktualisierung von symptombildenden **Grundkonflikten** zu erreichen. Durch eine Analyse bzw. Objektivierung der hierbei entstehenden **Übertragung** (von intensiven Gefühlen im Beziehungskontext durch den Patienten auf den Behandler), **Gegenübertragung** (als unbewusste Reaktionen der Therapeutin auf die Übertragung) und **Widerstand** (unbewusste Kräfte der Patientin gegen die Aufdeckung der Konflikte) soll schließlich eine strukturelle »Nachreifung« der Persönlichkeit erzielt werden. Diese ermöglicht wiederum eine bessere Konfliktlösung und mittelbar eine Reduktion der neurotischen Symptombildung.

Störungskonzepte der **kognitiv-behavioralen Therapieformen** basieren auf den **lerntheoretischen Modellen**, die ebenfalls seit Anfang des letzten Jahrhunderts entwickelt wurden. Mit jeweils unterschiedlicher Gewichtung hinsichtlich der einzelnen Erkrankungen wird davon ausgegangen, dass in der »neurotischen« Symptomentwicklung die Kontingenzbildung zwischen konditionierten und unkonditionierten Reizen (*klassische* Konditionierung nach Iwan P. Pawlow), die Beeinflussung der Häufigkeit bestimmter Verhaltensweisen durch Kontextbedingungen (*operante Konditionierung* nach Burrhus F. Skinner 1956) oder der Erwerb von Handlungsmustern durch Beobachtung eines sozialen Modells (*Beobachtungslernen* nach Albert Bandura 1976) eine zentrale Rolle spielen. Vor diesem Hintergrund kann eine ungünstige Ich-Umwelt-Interaktionen zu einem dysfunktionalen Lernverlauf führen, der dann durch Veränderungen auf den Ebenen der **Wahrnehmung, Bewertung** und **Reaktion** (z. B. Vermeidung von Situationen, Körperempfindungen, Gedanken oder sensorischen Stimuli) zur Krankheitsentstehung und -aufrechterhaltung beiträgt. Da zunächst pathologische Reaktionen am »greifbarsten« für den therapeutischen Prozess erschienen, konzentrierten sich erste verhaltenstherapeutische Behandlungsansätze ab den 1950er-Jahren auf die Modifikation von *Verhaltensweisen* (z. B. der Vermeidung) und führten Techniken wie Verhaltensanalyse, Konfrontationsübungen, soziales Kompetenz- oder Problemlösetraining ein. Mit der sogenannten »zweiten Welle der Verhaltenstherapie« wurde ca. 15 bis 20 Jahre später zusätzlich der *kognitive Aspekt* (v. a. »überlernte« Bewertungsprozesse) in der Symptomentwicklung betont und beispielsweise durch den »sokratischen Dialog« oder die »kognitive Umstrukturierung« berücksichtigt. Im Laufe der folgenden Jahre zeigte sich die **kognitive Verhaltenstherapie** in der Behandlung der Erkrankungen des »neurotischen Spektrums« sowohl klinisch als auch im Rahmen wissenschaftlicher Studien kurz- und langfristig als sehr wirksam; entsprechend den gegenwärtigen Therapieleitlinien gilt sie (im Einzelfall zusammen mit psychodynamischen Behandlungsansätzen) als Methode der Wahl für die Behandlung von Angst-, Zwangs- und somatoformen Störungen (Bandelow u. a. 2014, Kordon u. a. 2013; Schaefert u. a. 2012). Zunehmend wurde deutlich, dass nicht nur die (ausschließliche) Modifikation ungünstiger Wahrnehmungen, Bewertungen und Verhaltensweisen den Behandlungserfolg ausmacht, sondern auch die aktive Einbindung des Patienten, der Patientin in den Therapieprozess einen entscheidenden Faktor für eine überdauernde Symptomreduktion bzw. -remission darstellt. So werden beispielsweise durch psychoedukative Elemente, durch die Durchführung selbstständiger Konfrontationsübungen und durch ein Erlernen von Entspannungstechniken den Betroffenen korrigierende Erfahrungen hinsichtlich problematischer Grundannahmen ermöglicht und ein Gefühl der »Eigenwirksamkeit« vermittelt, was entscheidend dazu beiträgt, den

Therapieeffekt über das Behandlungsende hinaus aufrechtzuerhalten. Darüber hinaus wurden in den letzten Jahrzehnten auf Basis der kognitiv-behavioralen Theorie zahlreiche störungsspezifische Pathogenesemodelle für viele der »neurotischen« Erkrankungen entwickelt, durch die es gelang, syndromspezifische Besonderheiten noch besser zu charakterisieren.

In Bezug auf die Panikstörung publizierte beispielsweise KLEIN bereits 1993 sein »Modell eines überempfindlichen Erstickungsmonitors« (»false suffocation alarm theory«), demzufolge durch eine physiologische Übersensitivität in Bezug auf einen Anstieg der Kohlendioxidkonzentration eine »Erstickungsangst« ausgelöst wird. Diese stellt wiederum die Grundlage für die charakteristische psychophysiologische Angstreaktion der Panikattacke und den assoziierten Fluchtreflex dar. Vor dem Hintergrund phänomenologischer Ähnlichkeiten zwischen einer konditionierten Angstreaktion und einer Panikattacke betont Jack M. Gorman in seinem »neuroanatomischen Modell« (GORMAN u.a. 2000) hingegen die pathophysiologische Bedeutung eines neurobiologischen »Angstnetzwerks«. Genetische und lernfaktorielle Faktoren führen demnach gemeinsam mit kritischen Lebensereignissen zu einer Hypersensitivität (para-)limbischer Strukturen (v.a. Amygdala, Hippocampus, Hirnstamm und frontaler Kortex), was wiederum die Auslösung und Aufrechterhaltung einer Panikstörung begünstigt.

Die spezifischen Phobien wurden seit ihrer Einführung im DSM-III lange als homogene Störungsgruppe betrachtet, bei der eine multifaktorielle, jedoch weitestgehend vergleichbare Pathogenese angenommen wurde. In den letzten Jahren zeigte sich jedoch, dass sich verschiedene spezifisch-phobische Subtypen nicht nur hinsichtlich Erstmanifestationsalter, Geschlechterverteilung, Komorbiditätsprofil oder psychosozialen Einschränkungen unterscheiden, sondern sich auch neurobiologisch zunehmend subtypisieren lassen. Insbesondere Hinweise auf die unterschiedliche Bedeutung von genetischen Faktoren (z.B. eine eher hohe genetische Komponente des Blut-Injektions-Verletzungs-Typs) sowie spezifischen vegetativen und neuronalen Aktivierungsmustern deuten aktuell auf das Vorliegen einer heterogenen Erkrankungsgruppe hin, in der entwicklungspsychologische und evolutionär-biologische Aspekte eine jeweils unterschiedliche Gewichtung haben (VAN HOUTEM u.a. 2013).

Bereits im Jahr 1980 wurde die soziale Phobie nosologisch aus der Gruppe der spezifischen Phobien herausgelöst, da insbesondere durch die Arbeiten von MARKS (1970) und LIEBOWITZ und Kollegen (1985) schon zu diesem Zeitpunkt epidemiologische Besonderheiten gut herausgearbeitet waren. Im Laufe der Zeit wurde zusätzlich deutlich, dass für sozialphobische Menschen neben den bekannten Faktoren der phobischen Entwicklung insbesondere (prämorbide) ängstliche Persönlichkeitsstile, Defizite in Bindungserleben und sozialer Kompetenz, aversive Erfahrungen in der interpersonellen Interaktion und spezifische kognitive Prozesse kennzeichnend sind. Gerade Letztere sind unter anderem durch eine »Verzerrung« der Bewertung sozialer Ereignisse und Rückmeldungen durch Dritte sowie durch eine gestörte Selbstreferenz in Bezug auf die eigene Außenwirkung geprägt (CLARK & MCMANUS 2002). Hinzu kommen nach dem »*kognitiven Modell*« von CLARK & WELLS (1995) problematische Kognitionen, die sozialen Situation vorausgehen (Antizipation eines negativen Verlaufs) und nachfolgen (z.B. selektive Verarbeitung aversiv erlebter Informationen) und die den Krankheitsprozess maßgeblich verkomplizieren können.

Für die generalisierte Angststörung bestehen gegenwärtig vor allem drei Modelle, die bei unterschiedlicher Schwerpunktsetzung jedoch alle ein Vermeidungsverhalten gegenüber inneren Wahrnehmungsprozessen als zentrales Element annehmen (einen Überblick bieten BEHAR u.a. 2009). Gemäß dem »*Avoidance Model of GAD*« nach BORKOVEC (1994) wird durch die Sorgenkaskade eine themenassoziierte Aktivierung des psychophysischen Angstkomplexes, jedoch gleichzeitig auch dessen adäquate Verarbeitung (u.a. durch Habituation) verhindert. DUGAS u.a. (1997) betonen hingegen die hohe *Unsicherheitsintoleranz*. Durch das Sichsorgen (bzw. Durchdenken aller möglichen Verläufe) wird versucht, die Kontrolle über Zukünftiges zu erhöhen, was jedoch zu symptomaufrechterhaltenden Fehlattributionen hinsichtlich der Sorgen (»Nur wenn ich mich sorge, verhindere ich Schlimmeres«) und einer weiteren Vermeidung von Situationen mit ungewissem Ausgang führt. Das von WELLS (2009) konzipierte »*metakognitive Störungsmodell*« räumt ebenfalls dem Sichsorgen als Prozess einen hohen Stellenwert ein. Die zunächst konkreten und themenbezogenen Sorgen stellen hiernach im fortschreitenden Krankheitsverlauf zunehmend die Grundlage für ein Grübeln dar (»typ-II-worry«), welches schließlich die Angstsymptomatik weiter dynamisiert.

Die Zwangsstörung galt bis zur Einführung kognitiv-behavioraler Therapieformen (u.a. der »Exposition mit Reaktionsverhinderung« durch Victor MEYER 1966) vor allem aufgrund der starken Chronifizierungstendenz als nur schwer bis nicht therapierbar. Inzwischen gibt es jedoch verschiedene kognitive Modelle der Störungsentwicklung, deren theoretische Überlegungen in verschiedene störungsspezifische Behandlungsmanuale eingeflossen sind (CALKINS u.a. 2013). Bei allen wird davon ausgegangen, dass es auf der Basis einer (biografisch bedingten) *individuellen Empfindlichkeit* zu einer *katastrophisierenden Bewertung intrusiver Gedanken und Impulse* kommt, die auch bei einem großen Teil gesunder Menschen im Rahmen des normalpsychologischen Erlebens auftreten. Persönliche Risikofaktoren, die sowohl entsprechende problematische Kognitionen als auch Schwierigkeiten im Umgang mit starken Emotionen wie Angst, Ekel oder Schuld begünstigen, sind nach gegenwärtigem Kenntnisstand ein erhöhtes Verantwortungsbewusstsein, die Überbewertung von Gefahr, Perfektionismus, eine ausgeprägte Unsicherheitsintoleranz sowie Überbewertung der Bedeutung eigener Gedanken. Diese wiederum führen zu gesteigerter Angst, Anspannung und Sorge und im weiteren Verlauf zu gedanklichen oder handlungsbasierten Ritualen, die diese massiv aversiv besetzten Gefühle reduzieren sollen. Durch deren kurzfristig entlastenden Effekt treten die Patientinnen und Patienten schließlich in einen »Teufelskreis« ein, in dem die »Neutralisierungshandlungen« einen immer größeren Stellenwert im täglichen Leben einnehmen und so die Störung schließlich unterhalten.

Aktuell existieren auf lerntheoretischer Basis zahlreiche Pathogenesemodelle der somatoformen Störung wie z. B. die von Kirmayer & Taillefer (1997) oder Henningsen u. a. (2007). Bei unterschiedlicher Schwerpunktsetzung (z. B. Bedeutung der interpersonellen Interaktion oder »verschobener« Aufmerksamkeitsprozesse) gehen alle jedoch davon aus, dass das Zusammen- bzw. Wechselspiel von körperlichen Beschwerden, stressassoziiertem Arousal, selektiver Aufmerksamkeit hinsichtlich Körperempfinden, verstärktem Krankheitsbezug, Katastrophisieren, besonderen Formen der emotionalen Kommunikation sowie die individuelle Resonanz der sozialen Bezugsgruppe auf die Beschwerdepräsentation eine zentrale Rolle in der Krankheitsentstehung und Aufrechterhaltung einnehmen. Bei der körperdysmorphen Störung bestehen darüber hinaus Hinweise auf die zentrale Bedeutung pathologischer »somatoperzeptiver« Prozesse, die maßgeblich für die multimodale Wahrnehmung des eigenen Körpers beziehungsweise die Entwicklung von Körperschemastörungen verantwortlich sind (Witthöft & Hiller 2010; Kaplan u. a. 2013).

In Vorstellungen zur Entstehung der dissoziativen Störungen wirken *prädispositionierende Faktoren* (Genetik, Defizite der Emotionswahrnehmung und -verarbeitung) sowie *kritische Lebensereignisse* (v. a. Traumatisierung) in der Krankheitsentstehung zusammen, wodurch nach lerntheoretischen Überlegungen wiederum Konditionierungsprozesse der Stressverarbeitung negativ beeinflusst werden. In diesem Zusammenhang existieren gegenwärtig insbesondere zwei ätiologische Modelle der dissoziativen Identitätsstörung, deren Überlegungen jeweils auf einer Traumagenese basieren (Dorahy u.a. 2014). Das erste geht vor dem Hintergrund einer postulierten schweren frühkindlichen Traumatisierung davon aus, dass die Symptombildung einen problematischen Bewältigungsmechanismus für ein gestörtes Selbstempfinden darstellt. Unter dem Einfluss invalidisierender sozialer Einflüsse (z.B. abrupte Beendigung von Beziehungen und Bindungen durch primäre Bezugspersonen) und kultureller Umgebungsbedingungen wird dieser Mechanismus im Verlauf aufrechterhalten und gegebenenfalls chronifiziert (KLUFT 1985). Das *Integrationsmodell* nach FINE (2004) besagt, dass die »Alternativpersönlichkeiten« aus traumaassoziierten »kognitiv-affektiven Verzerrungen« und dysfunktionalen Schemata erwachsen. Diese erschweren eine adäquate Wahrnehmung der Realität und führen so zur Destrukturierung der Selbstwahrnehmung.

Durch die Erarbeitung entsprechender Modelle gelang es zunehmend, syndromspezifische Problemkonstellationen und Defizite einzelner Störungen deutlicher herauszuarbeiten. In der Folge dieser Entwicklung wurden und werden seit den 1990er-Jahren im Rahmen der »dritten Welle der Verhaltenstherapie« verschiedene »kontextspezifische« Variationen der kognitiven Verhaltenstherapie entwickelt. Zentrales Element der jeweiligen Methoden ist der Ausgleich störungsspezifischer kognitiver und verhaltensbezogener *Fertigkeitsdefizite*, die sowohl die Entstehung als auch die Aufrechterhaltung der Störung begünstigen. Hierzu wurden die klassischen Bausteine der kognitiven Verhaltenstherapie um weitere Elemente ergänzt (z.B. Akzeptanz, kognitive [De-]Fusion, Wertearbeit, Achtsamkeit, Metakognitionen), um dem »Bedürfnisprofil« der Symptomatik Rechnung zu tragen. Von diesen Verfahren liegen aktuell insbesondere für die Metakognitive Therapie *(MKT,* nach Andrew WELLS 2009) und die Akzeptanz- und Commitment-Therapie *(ACT*, nach Steven C. Hayes; HAYES u.a. 2006) studienbasierte Wirksamkeitsnachweise für die Behandlung verschiedener Störungen des »neurotischen Spektrums« vor (generalisierte Angststörung, soziale Phobie, Zwangsstörung, Somatisierungsstörung).

Auch die Schematherapie nach Jeffrey Young und die *Achtsamkeitsbasierte Kognitive Therapie* (Zindel V. Segal und Mitarbeiter) haben sich bei verschiedenen »neurotischen« Störungen (insbesondere Angsterkrankungen) als wirksam erwiesen; entsprechende Studien stehen jedoch aktuell hinsichtlich ihrer Anzahl und Qualität (noch) deutlich hinter denen zur MKT oder ACT zurück.

Die tiefenpsychologisch fundierte Psychotherapie *(TFP)*, die Mitte des letzten Jahrhunderts entwickelt wurde, ist neben der Psychoanalyse und der kognitiven Verhaltenstherapie die Psychotherapieform, die in Deutschland durch die Krankenkassen finanziert wird. Obwohl sie hinsichtlich ihres »neurotischen« Störungskonzepts in der psychoanalytischen Tradition steht und auch einige analytische Elemente (z. B. Beachtung von Abwehr, Übertragung, Gegenübertragung und Widerstand) im Rahmen des Behandlungsprozesses nutzt, bestehen jedoch vor allem hinsichtlich der weiteren Methodik und des Behandlungsziels Unterschiede. Wie die Psychoanalyse geht die TFP von einer konfliktbasierten Störungsentwicklung aus, die durch individuelle problematische Umweltbedingungen weiter verkompliziert werden kann. Ihren Ausdruck findet diese schließlich in veränderten Wahrnehmungs- und Bewertungsprozessen sowie Reaktionen, die unter bestimmten Lebensbedingungen bzw. in konkreten Situationen zu einem Leidensdruck führen. In der TFP steht jedoch nicht zwingend die strukturelle Veränderung des »neurotischen« Patienten im Fokus der Behandlung, sondern (unter bewusster Einschränkung der Regression) die Psychodynamik aktueller Problemkonstellationen und die konkret ableitbaren Lösungsmöglichkeiten. Hieraus resultieren im Vergleich zur Psychoanalyse eine schärfere Konturierung des Behandlungsziels und die Verminderung der aktuellen Symptomatik als Hauptziel der Behandlung.

Begegnung

Wie begegnen wir Fremden? Professionell, förmlich, herzlich; wie hätte man es gern selbst, wenn man in einer solchen Situation wäre? Wovor fürchtet man sich? Kann man sich selbst ändern – und wie? Kann ich mich selbst als befangen, schüchtern, passiv, vorlaut, selbstbewusst, herrisch, mitleidsvoll, teilnehmend kennenlernen? Rollenspiele helfen, die Eigenart des Handelns zu verdeutlichen. Mit Anderen darüber sprechen, wie man Partnern begegnet. Wie kann ich mich für Begegnungen öffnen, sodass ich mich und den Anderen darin wirklich sehen lernen kann?

In der ersten Begegnung kann der »neurotische« Mensch mir sein »Symptom« zeigen und er kann von mir wollen, dass ich nur mit diesem Teil von ihm umgehe. Er kommt mit einem von ihm gesehenen Defekt zu mir als Werkmeister, liefert sozusagen das reparaturbedürftige Stück von sich ab, um dann kurz darauf wieder funktionstüchtig zu sein. Diese Sicht von sich selbst gehört zunächst nicht zu den »neurotischen« Anteilen, vielmehr zum Lernen, wie man mit »kaputten« Gegenständen umgeht.

Selbstwahrnehmung

Der Beginn der Beziehungsaufnahme ist die Chance für das Kennenlernen, auch das Risiko des Verzögerns, Verstellens und Scheiterns. Zwei Aspekte sind für meine Selbstwahrnehmung bedeutsam: Bin ich selbst in der Lage, über (biografisch bedingte) Besonderheiten der eigenen Wahrnehmung, Bewertung und die daraus resultierenden Handlungsimpulse zu reflektieren? Und kann ich diese auch gegenüber dem Partner der Begegnung, dem »Gegner«, verbalisieren? Davor steht die Frage und oft auch die Befürchtung: Mit welchen Gefühlen reagiere ich auf einen dieser Anteile im Partner?
Das Kennenlernen dieses Aspekts der Beziehungsgestaltung, der je nach Schule auch »Reaktanz« oder »Gegenübertragung« genannt wird, und damit die Ermöglichung der Selbstwahrnehmung, ist Voraussetzung für die Normalisierung der Beziehung zwischen dem Patienten und mir. Uns kommt es darauf an, jeden zu ermutigen, sich selbst und seine Art, Kontakt aufzunehmen und zu unterhalten, zu berücksichtigen, sich selbst ernster zu nehmen, und entsprechend die Suchhaltung, die er sich später für den Patienten wünscht, zunächst bei sich selbst herzustellen, sich selbst zu gönnen, sich zu stellen.

Den Ekel, die Wut, die Angst, die Zuneigung, die Verliebtheit in mir wahrnehmen und prüfen. Es ist zu einfach, die Gefühle nur wahrzunehmen und sie dem Anderen entgegenzuschleudern, obwohl das schon manchmal besser ist, als gar nichts zu tun. Wichtig sind die Fragen: Was gibt mir mein Gefühl von mir und dem Anderen zu erkennen? Und: Wie kann ich ihm den Teil, der ihm gehört, hinhalten, damit er ihn annehmen, für sich etwas damit anfangen kann? Auch dabei gilt: Was du nicht willst, das man dir tu ...

Es bestehen jedoch einige Gefahren im Umgang den »eigenen Anteilen«: Zunächst ist hier der »spielerische« Umgang damit zu nennen, z. B.:

Beispiel Eine Kollegin hat es schwer, ihre sexuell-erotische Verwebung mit Klienten zu sehen. Der Kollege hämmert auf ihr rum, nun müsse sie es doch mal begreifen. Er sagt dann sehr selbstüberzeugt: »Ich kenne meine sadistischen Anteile, aber du gibst dir gar keine Mühe!«

Darüber hinaus besteht das Risiko, dass das Äußern eigener Wut und eigenen Zorns als Äußerung von Authentizität missverstanden wird und dann noch darüber gestaunt wird, dass die Partnerin, die automatisch zur Gegnerin wird, damit nichts anfangen kann.

Schließlich kann das Reden von den eigenen Anteilen als Schuld begriffen werden. Die Suchhaltung kann schon in kleinen Quanten dem Anderen gegenüber eine Einstellung herstellen, die ihn nicht zum Objekt meiner Gefühle macht. Ich kann sie ihm vermitteln, weil es meine Haltung ist: Man kann sich selbst zuwenden und sehen, wie die Art der Beziehung ist, die man zu sich, zur Welt, zu anderen aufnimmt. Ich kann den Patienten ermutigen, das Gleiche zu tun. Wissend, wie schwer es ist, aber auch wissend, dass diese Geduld sich lohnt.

Vollständigkeit der Wahrnehmung

Der Patient wird mit seinen kranken Anteilen mit mir als Partner so umgehen, dass er bei mir wichtige Aspekte seiner früheren Beziehungen wiederholt, obgleich ich keinen angemessenen Anhalt dafür biete. Dieses Verhalten wird besonders dann gefördert, wenn ein Wunsch nach Verständnis vorliegt und die Situation nicht zu stark vorstrukturiert ist.

Den meisten psychiatrisch Tätigen missfällt es, wenn sie als Menschen gesehen werden, die selbst keine Probleme haben. Man fühlt sich nicht vollständig, sondern einseitig und parteiisch wahrgenommen. Genauso einseitig ist es umgekehrt, wenn man sich nicht bemüht, die »normalen« Anteile eines Patienten zu sehen. So steckt in jedem »neurotischen« Problemlösungsversuch auch ein echter Sinn, und jeder Widerstand gegenüber Veränderungen bzw. jede »Lageorientierung« erfordert auch echte Kraft und Stärke. Das macht das Ringen oft so schwer. Zwei Fehler sind leicht möglich: einmal die Angst oder Unzufriedenheit ausschließlich als Ausdruck der Krankheit zu sehen, wo doch der Patient, die Patientin erfahren soll, dass Teile der Unzufriedenheit oder Angst gesund sind. Andere Fehler, die wir machen können, sind: zu leugnen, zu verdrängen, zu verschieben oder stark zu rationalisieren. So ist der Wunsch nach Emanzipation sicher in jedem Fall etwas zu Förderndes, oft ist dahinter jedoch die – »neurotische« – Angst weggepanzert, sich zu binden und sich einzulassen. So sind gesellschaftliche Verhältnisse sicher immer zu kritisieren, oft jedoch ist dahinter die – »neurotische« – Unwilligkeit weggepanzert, Verantwortung für das eigene Handeln zu übernehmen. Also: Ich darf es mir und dem Patienten gleichzeitig nicht zu schwer (»Lässt sich leider nichts machen, völlig neurotisch«) und nicht zu leicht (»Werden wir schon hinkriegen, da Sie ja gute Ziele verfolgen«) machen. Daher ist jede Meinung probehalber einmal in Zweifel zu ziehen: Z. B. kann das ständige Gefühl, ich sei ein Versager, auch das – »neurotisch« – introjizierte Vorurteil meines Partners sein und damit meinem Wunsch nach Emanzipation im Wege stehen; oder mein ständiges Schuldgefühl, verknüpft mit dem Eindruck, immer für alles verantwortlich zu sein, kann auch die – »neurotisch« – ins Gegenteil verkehrte Wut gegen einen autoritären Vater, Vorgesetzten, Betrieb oder Teile dieser Gesellschaft sein.

Beziehung sehen wir umfassend. Wenn »neurotisch« immer heißt »Kränkung der Beziehung«, so schließen wir ein, dass sich diese Kränkung äußern kann in der Beziehung zum Partner, zur Arbeit, zur eigenen Person (d. h. auch zum eigenen Körper und zum eigenen Temperament, z. B. bei selbstverletzendem Verhalten), zur Welt. Deshalb haben wir zur Unterscheidung »neurotisch« – »normal« stets nach der subjektiven Bedeutung der einzelnen Lebensbereiche zu fragen.

Normalisierung der Beziehung

Sie ist Voraussetzung für Selbstwahrnehmung und Therapie – und ist sie schon selbst. Was heißt das?

Beispiel Es heißt, dass ich die Bitte um »Schlaf-« oder Kopfschmerztabletten weder rundweg erfülle noch ablehne, sondern erst einmal verstehe als einen, etwa im Krankenhaus angemessenen Versuch und Wunsch eines Menschen, mit einem Anderen in Kontakt zu treten. Das sofortige Geben eines Medikaments kann auch Zurückweisung heißen. Bevor der Patient und ich eine Entscheidung treffen, werden wir die Beweggründe, also die subjektive Bedeutung des hier und jetzt auftretenden Wunschs nach Tabletten, erörtern und damit den Kontaktwunsch annehmen.

Patienten wollen oft einen Rat. Wir wissen, dass Ratschläge in der Regel nichts nützen. Vielmehr sehen wir die Bitte um einen Rat als Versuch des Patienten, seine Hilflosigkeit auszudrücken. Gebe ich ihm einen Rat, bestätige ich ihm, dass er recht hatte, hilflos zu sein. Diskutiere ich mit ihm, was ihm als Lösungsmöglichkeit einfällt, womit er zufrieden ist und was er sich gerade eben zutraut, so helfe ich ihm, eigene Ressourcen und Grenzen zu erkennen und so an seiner Hilflosigkeit zu arbeiten oder sie zu umgehen.

Eine Patientin steht weinend auf dem Flur; sie hat soeben gemerkt, dass die Tasse, aus der sie getrunken hat, nicht abgewaschen war; jetzt ist sie davon überzeugt, sterben zu müssen, weil sich die Bakterien mit Windeseile darin ausbreiten. Trost oder der Hinweis, dass auch andere Leute sich durch solche Versehen nicht vergiftet hätten, treiben die Patientin weiter in ihre Angst hinein. Angemessener ist ein Gespräch, das die Patientin ermutigt,

ihre Angst, den Tiefgang ihrer Angst, kennenzulernen, d.h. zu helfen, dass sie die Angst nicht vermeidet, sondern sie sich ansieht.
Unter anderem sind folgende Arten des Eingehens möglich, wovon nur die letzten beiden der von uns vorgeschlagenen Grundhaltung entsprechen:

1. »Da müssen wir unbedingt den Arzt informieren.«
2. »Och, Sie wissen doch, dass das nicht so tragisch ist, gehen Sie mal in die Beschäftigungstherapie, das lenkt Sie bestimmt ab.«
3. »Wir werden mal sehen, dass Sie eine Tablette bekommen können, dann werden Sie wieder ruhiger.«
4. »Sie sind jetzt ganz sicher, sterben zu müssen, und Sie haben fürchterliche Angst. Gibt es irgendetwas, was Sie noch entgiften könnte?« (Diese Frage ist oft von Bedeutung, weil Menschen manchmal Ungeheuerliches tun, um sich zu reinigen.)
5. »Sie sind jetzt ganz panisch und aufgeregt, was können Sie tun, um mit der Angst umzugehen?« (Mit einer solchen Frage lässt sich das Gespräch in die Richtung vertiefen, ob und inwieweit sich die Patientin in der Lage sieht, ihr eigenes Umgehen mit der Angst zu ändern.)

Die Haltung, die von mir gefordert wird, ist personenzentriert: Mir mag das ungewöhnlich erscheinen, dass man solche Angst bekommt, wenn man aus einer beschmutzten Tasse trinkt; für die Patientin jedoch stellt dies eine große Bedrohung dar. Die Haltung, die von mir gefordert wird, ist immer auch kontextzentriert. Im Fallbeispiel: Wie kann ich in gleicher Weise auf Mutter und Verlobten eingehen?

Ich habe Angst vor einer schweren Erkrankung. Wenig hilfreich wären Äußerungen anderer wie: »Ach, das haben doch alle!« oder »Stell dich nicht so an, geh doch zur Vorsorge!«. Wie könnte eine verständnisvolle Zuwendung aussehen?

Die Haltung, die wir anstreben, lässt sich nicht erzwingen. Jeder von uns ist seinen Stimmungen und seinen eigenen Wahrnehmungs- und Einstellungsmöglichkeiten unterworfen und durch sie begrenzt. Der Bezug zu unseren »Grundüberzeugungen« gibt uns selbst Stabilität für den therapeutischen Prozess und die Möglichkeit, die Arbeit gemeinsam mit dem Patienten inhaltlich und strukturell zu gestalten. Jedoch limitiert dies auch den Perspektivwechsel, der für das Verstehen von Beginn und Aufrechterhaltung des individuellen Krankheitsprozesses unabdingbar ist. Dieses Spannungsverhältnis sollten wir uns bewusst machen und verantwortlich damit umgehen.

Handeln

Die Angehörigen und Bezugspersonen

Die Beteiligung von Angehörigen oder anderen nahen Bezugspersonen am Krankheitsprozess ist nahezu zwangsläufig. Sie kann von unterschiedlicher Art, Intensität oder Dauer sein und sich auch hinsichtlich ihrer »Funktionalität« deutlich unterscheiden.

Wie bereits dargestellt, kann das Beschwerdebild bei vielen Patientinnen und Patienten unabhängig vom individuellen Leidensdruck und den damit verbundenen Einschränkungen auch eine Funktion erfüllen. Häufig steht hierbei vor allem die (unbewusste) Vermeidung von aversiv besetzten Emotionen, Gedanken und Handlungen im Vordergrund (s. Auffälligkeiten [psychopathologisches Wahrnehmen], S. 432 f.). Werden diese jedoch durch das soziale Umfeld wiederholt oder stark aktiviert (z. B. durch eine »erzwungene« Auseinandersetzung mit problematischen Themen), kann der Betroffene hierauf mit einer Intensivierung der Symptomatik »reagieren«, und es verstärken sich u. U. Angst, Vermeidung, Körpersymptome, Zwang oder Dissoziation. Dies wiederum führt dann, wie leicht nachzuvollziehen ist, oft nicht nur zu einer unmittelbaren Reduktion der Anforderungen durch die Bezugspersonen, um den Patienten nicht zu überfordern. Verwandte, Freunde oder Nachbarn übernehmen schließlich häufig zusätzlich zahlreiche belastende Aufgaben für den Patienten, um »nicht alles nur noch schlimmer« werden zu lassen.

Die Modulation der Symptomatik in Reaktion auf äußere Einflüsse kann auf diese Weise im Krankheitsverlauf zu einem festen Bestandteil der »Kommunikation« zwischen den Betroffenen und ihrem Umfeld werden und löst in manchen Fällen sogar weitestgehend den verbalen Austausch in konkreten Situationen ab. Es ist leicht vorstellbar, dass eine solche Interaktionsform mittel- und langfristig nicht nur zu einer weiteren Verfestigung bzw. Verstärkung der Symptomatik aufseiten der Patientinnen und Patienten führt, sondern auch eine deutliche logistische und emotionale Be- oder sogar Überlastung des sozialen Umfelds zur Folge hat. Bezugspersonen sollten im Rahmen einer Psychotherapie deshalb nicht nur theoretisch und patientenzentriert (z. B. als Bestandteil der Bedingungsanalyse) einbezogen werden; vielmehr können sie in Form einer stärker systemischen Betrachtungsweise konkret in den Behandlungsprozess integriert werden.

Hierbei ist zunächst eine separate Psychoedukation von Angehörigen und anderen nahestehenden Personen hinsichtlich des Erkrankungsmodells sowie symptomauslösender und vor allem -aufrechterhaltender Faktoren ein wichtiger Aspekt. Unter Berücksichtigung der emotionalen Bindung zum Erkrankten sollte hierbei insbesondere deutlich gemacht werden, dass das »gut Gemeinte« und das therapeutisch Hilfreiche nicht zwingend identisch sind und sich Angehörige oft auch kontraintuitiv gegenüber dem nahestehenden Menschen verhalten sollten, um eine Symptomatik nicht weiter zu verschlechtern oder einen Therapieerfolg zu stabilisieren (z. B. bei phobischem Vermeidungsverhalten). Darüber hinaus sollten Angehörige in ihrem (Mit-) Leid wahrgenommen und ihnen sollte praktische Hilfe angeboten werden. Hierzu gehört auch, sie gegebenenfalls bei dem Ausloten eigener Grenzen und der Abschätzung persönlicher Ressourcen zu unterstützen. Werden diese Aspekte mittel- und langfristig vernachlässigt oder gar ignoriert, geraten Angehörige u. U. in die Gefahr, »auszubrennen« und im schlimmsten Fall sogar selbst psychisch zu erkranken.

Das Einbeziehen des sozialen Umfelds eines Erkrankten ist also genauso vielschichtig und mehrdimensional wie die Risiken, Chancen und Verantwortlichkeiten, die sich daraus ergeben. Aufgeklärt und angeleitet, können Bezugspersonen ihr eigenes »systemisches« Rollenverständnis oft neu definieren. So werden sie nicht nur zu einem »verlängerten Arm« der Psychotherapie, sondern häufig auch selbst deutlich entlastet.

Denken Sie darüber nach oder diskutieren Sie, welche Beispiele Ihnen einfallen, wo bisher erfolgreiche Lösungen im Umgang mit sich und Andere bemühenden Menschen selbst zum Problem werden: wenn z. B. alle Partner »mehr desselben« nicht mehr leisten können, weder psychisch noch physisch. Gehen Sie dabei wieder von der eigenen Betroffenheit aus.

Therapie und Selbst-Therapie

Wer hat mit Beziehungskranken zu tun?

Leichtere dysfunktionale Handlungsweisen werden sich häufig durch »Spontanheilung« geben, etwa indem sich im Leben eines Menschen etwas Entscheidendes ändert, »die Richtung wieder stimmt«. Manchmal kann auch die Begegnung mit einem Psychotherapeuten das Entscheidende sein, was sich ändert.

Sicher ist bei schweren und dauerhaften Störungen der Beziehungsgestaltung die Möglichkeit, bei sich selbst andere Lösungsversuche kennenzulernen, mit mehr Anstrengung, auch mit mehr Hilfestellung von außen verbunden. Die Möglichkeiten von Hilfe werden leichter sichtbar, wenn das »neurotische« Handeln mit einem seelischen Symptom verknüpft ist. Sie werden schwerer sichtbar, wenn entsprechende Anteile zum Charakterzug, oder zu einem Teil der Persönlichkeit, geworden sind oder sich psychosomatisch äußern.

Seit Beginn des 20. Jahrhunderts etwa kennt man systematische Psychotherapie. Bei den meisten psychotherapeutischen Schulen bedeutet Therapie Hilfe bei der Selbsthilfe. Jedoch unterscheiden sich die Schulen im Weg (siehe S. 448 ff.). Es hat lange gedauert, bis »neurotisches« Handeln als Handeln anerkannt war, das die Hilfe des psychiatrisch Tätigen braucht. Vorher waren es die »neurotischen Endzustände«, die als »Dauerdiagnosen« in psychiatrische Krankenhäuser kamen; oder es waren Patientinnen und Patienten mit einer Zwangsstörung oder einem histrionischen Persönlichkeitsstil, die bei akuten Krisen aufgenommen, mit Pflege und den jeweils üblichen Medikamenten entlastet und meist nur beruhigt wieder entlassen wurden. Auch heute noch wird gerade bei »neurotischem« Problemlöseverhalten häufig die Entscheidung verlangt, ob es Krankheitswert habe oder nicht, so als ob man dann anders vorgehen müsse.

Nicht in jedem Fall wird der psychiatrisch Tätige die Hilfe gebende Bezugsperson. Für den Fall, dass er es wird, ist immer die Frage zu stellen: Was macht es dem Anderen möglich, seine Lösungs- und Bindungsfähigkeit – seine Beziehungsfähigkeit – zu verändern? Die Maßnahme Psychotherapie ist dabei eine mögliche Maßnahme, genau diese Frage anzugehen. Aber auch ohne den Psychotherapiespezialisten (Techniker) wird in jeder Begegnung mit einem neurotisch Handelnden bereits ein Stück des Weges der Hilfe bei der Selbsthilfe zurückzulegen sein. Damit ist gemeint, den Anderen wissen zu lassen, dass er nicht erwarten kann, ich würde für ihn arbeiten und er könne sich abhängig machen und in meine Hand geben, sondern dass es seine Anstrengung sein wird, bei der ich ihn unterstützen kann. Das kann ich natürlich nicht, indem ich Erklärungen abgebe, sondern nur, indem ich Modell bin für die Haltung, die ich erzeugen will.

≡ Die »Härte« der psychotherapeutischen Haltung

Es ist leicht, den, der sich unwohl fühlt oder »nicht fühlt«, ohne genau beschreiben zu können, was die Grundlage seines Unwohlseins oder seiner Unzufriedenheit ist, zu dem bisher für Unwohlsein Berufenen zu schicken, nämlich zum Arzt. Dieser wiederum siedelt aufgrund seiner beruflichen

Sichtweise vom Menschen das Unwohlsein primär im Individuum an und steht in der Gefahr, nicht (ausreichend) nach verletzten bzw. problematischen Beziehungen zu fragen oder diesen keinen adäquaten Stellenwert in der Psychopathogenese einzuräumen. Auf diese Weise lernt der Mensch, die Quellen seines Unwohlseins in seinem Körper zu suchen. Die Lösungen sind meist medizinisch-medikamentös. Sie engen die Sichtweise des Patienten darauf ein, seine Gefühle als Ausdruck oder Signal für körperliches Befinden zu werten. Menschen, die mit dieser Einstellung in psychiatrische Einrichtungen kommen, haben es oft schwer, die von uns beschriebene Suchhaltung einzunehmen.

Den meisten kommt es »hart« vor, in dieser Weise gefordert zu sein. Sie genießen es zwar, dass man sich ihnen zuwendet, dass sie mehr Zeit bekommen als bisher; gleichzeitig aber löst die Forderung nach eigener Anstrengung (nach Eigenbeteiligung) Protest aus. Dies ist ein Missverständnis. Wir denken, dass jedem die Angst zuzumuten ist, das Maß seiner Wünsche nach Schutz, nach Rückzug auf sicher Beherrschtes und Bewährtes (»Schemaaktualisierung«, »Regression«), nach Sich-gehen-Lassen und Sich-fallen-Lassen, nach Entspannung kennenzulernen. Gleichzeitig ist auch jeder in der Lage, nach seinen Möglichkeiten und Wünschen Erfüllung dieser Bedürfnisse zu suchen. Nur eine Möglichkeit besteht darin, sich im Krankenhaus ins Bett zu legen, jedoch ist gerade dies die Möglichkeit, die die Institution am leichtesten zur Verfügung stellen kann.

Überlegen Sie sich eigene gemochte (d. h. akzeptierte) und abgelehnte Handlungen, die den »Rückzug auf Bewährtes« beinhalten. Welche Maßnahme ist in welcher Institution möglich und erlaubt?

Die Distanzierung, die »Objektivierung«, ist im Umgang mit Menschen, deren Beziehungsaufnahme durch eine hohe emotionale Beteiligung gekennzeichnet ist, noch schwerer möglich als sonst. Oftmals enthält die Begegnung bereits Teile negativer Vorerfahrungen (z. B. eine Kränkung), und die Therapeutin, der Therapeut kann sich selbst besonders wenig schonen. Weiter gilt, dass »Kränkung« hier noch nichts über die Beweggründe dessen aussagt, mit dem wir zu handeln bzw. den wir zu behandeln haben. Sicher tut ihm etwas weh, aber oft wäre es völlig falsch, wenn man mit den Schmerzgefühlen ausschließlich freundlich und ausnahmslos annehmend umgehen wollte. Es ist möglich, dass der Betreffende sie im therapeutischen Setting unmittelbar und unreflektiert reduzieren will, indem er sich rächt, »klammert« oder die Beziehungsgestaltung anderweitig verkompliziert.

Regelhaft kann er dann jedoch nicht sagen, dass er genau das will. Häufig wird gerade von Patienten in diesem Zusammenhang das Wort des »Unbewusst-Handelns« gebracht: ein Anzeichen für Verstellung, irgendetwas nicht gewesen sein zu wollen, das der Partner und vor allem Sie selbst nicht erkennen sollen.

Den Patientinnen und Patienten ist zu ermöglichen, dass sie *alle* ihre Gefühle, die im Symptom gebunden sind, entdecken können, gerade auch die, die sie nicht mögen oder von denen sie fürchten, dass sie von anderen nicht gemocht werden. Sie mit der Nase auf die ihnen unangenehmen Seiten ihres Handelns zu stoßen oder sie in Verdacht zu haben, »dass sich dahinter sicher etwas verbirgt«, erleichtert es ihnen, sich zu verstecken, und erschwert, selbst zu suchen, was sich verbergen könnte. Man kann eben nicht darauf vertrauen, dass man nur nett zu sein braucht, damit der Patient sich traut, die ihm verborgenen Seiten anzuschauen. Vielmehr muss ich ihn darauf vorbereiten, dass er sich in dem, was ihm ungeheuerlich erscheint, annehmen kann. Dies gelingt leichter, wenn man ihn nicht nur in dem akzeptiert, was er sowieso schon sehen kann. Dabei bestünde die Gefahr der Beliebigkeit. Um der zu entgehen, muss ich beharrlich sein, geduldig, leichte Öffnungen bestärken, durch eigene Beispiele, eigene Zornesausbrüche, Schlampereien, Gierigkeiten Offenheit für Ängstigendes herstellen, also für das, was man sich selbst nicht oder nur schwer zugestehen will bzw. kann. Sicher macht das ihm – und mir – Angst, er wird erschrecken, sich wehren. Wenn ich dann zurückschrecke, weil ich meinerseits nicht brutal sein möchte, weil ich ein schlechtes Gewissen bekomme, weil ich nicht gern kämpfe, vermeide ich aktiv, dem Patienten bei der Herstellung einer Suchhaltung zu helfen. Im Gegenteil: Die Gefahr ist groß, dass man bestärkt, er fürchte sich zu Recht davor, auf die Angst zu schauen oder das Bewährte zu verlassen. Er merkt, dass nicht nur seine Angehörigen sich durch seine Kampfmaßnahme zurückschrecken lassen, sondern er spürt auch im »Kampf« mit mir seine Überlegenheit. Gleichzeitig ist das für ihn ein trügerischer Sieg. Dazu ein Beispiel:

Beispiel Ein Patient kommt mit tief verzweifeltem Ausdruck, lässt Kopf und Schultern hängen, es geht ihm sichtlich schlecht und er sagt: »Mir kann keiner helfen.« Normalerweise lockt dieser Ausspruch den gesamten Ehrgeiz von uns therapeutisch engagierten Menschen auf den Plan. Wir denken dann leicht: »Na, das wollen wir doch mal sehen!« Dieser Gedanke schon macht uns wahrscheinlich zu Verlierern, macht uns anfällig für Manipulation. Solche Patienten haben eine lange Beweiskette, dass ihnen nicht geholfen werden kann; sie haben schon mehrere Ärzte verschlissen, wenigstens einen Kuraufenthalt, wenigstens einen Krankenhausaufenthalt, sicher auch einige komplementär- oder alternativ-therapeutische Versuche wie Akupunktur oder Yoga, und nichts hat bisher geholfen. Wieso in aller Welt fühle ich mich stark genug, den Kampf aufzunehmen? Was berechtigt mich mehr als andere dazu, dem Klienten zu versichern, dass ich ihm helfen kann? Die Wahrscheinlichkeit, dass ich in die Reihe derer eingehe, die auch nicht helfen konnten, und dass nach mir noch viele andere therapeutisch Engagierte aufgesucht werden, ist sehr groß. Deswegen sollte ich mir lieber gleich überlegen, ob ich ein Hilfsversprechen gebe und welches. Ich werde dem Patienten vermutlich nützlicher sein, wenn ich ihm nicht helfen will, ihm sage: »Das sehe ich genauso wie Sie.« Es hätten sich schon so viele Kolleginnen und Kollegen um ihn bemüht, und ich könne auch nicht sehen, was die Situation so geändert hätte, dass ausgerechnet ich ihm helfen könnte. Ich kann hinzufügen: Eigentlich wüsste ich nur einen einzigen Menschen auf der ganzen Welt, der ihm helfen könnte, und das wäre er selbst. Zu dieser Antwort muss man sich selbst ermutigen; denn es gehört zu den Ängsten von Therapeuten und »Helfern«, zu denken, dass auf Verweigerung von Hilfe Strafe steht. Es ist möglich, dass dies eine beleidigte, gekränkte, eingeschnappte Reaktion zur Folge hat. Derart: »Das ist mir noch nie passiert, da kann ich ja gleich aus dem Fenster springen, aber irgendjemand muss mir doch helfen, was soll denn aus mir werden!« Hier bieten sich für mich schon mehrere Möglichkeiten, konstruktiv zu handeln, vorausgesetzt, ich bleibe dabei, dass ich sicher nicht der bin, der zu helfen beansprucht. Wenn ich mich zum Vertreter der Selbsthilfe mache, es mir auch gelingt, den Patienten ein Stück auf den Weg zu locken, und er dann, wenn ich gerade ein bisschen erleichtert bin, fragt: »Und sind Sie sicher, dass mir das hilft?«, dann darf ich alles außer »Ja« sagen; denn erstens bin ich wirklich nicht sicher, und zweitens hätte ich garantiert, dass das »Spiel« von vorn losgeht.

Es ist freilich unumgänglich, unterscheiden zu lernen, wann Hilfe wie nötig ist. Auch Verweigerung lässt sich nicht verallgemeinern. Denn auch den anderen Menschen gibt es: den, der seine Beziehungsstörung dadurch versteckt hat, dass er nie um Hilfe gebeten hat. Für ihn mögen die ersten Schritte in die Bindung (Abhängigkeit) die bedeutsamsten sein.

≡ Die Einbeziehung der Pharmakotherapie

Psychotherapie ist das Behandlungsverfahren der Wahl, da es (schulenübergreifend) durch angeleitete Verarbeitung bzw. Veränderung »neurotischer« Wahrnehmungen, Bewertungen und Verhaltensweisen dem Patienten korrigierende Erfahrungen ermöglicht. Die dadurch erfahrene Selbstwirksamkeit trägt dann im Idealfall zur Aufrechterhaltung des Behandlungserfolgs und zur langfristigen Entlastung bei. Gerade schwer oder langfristig Erkrankte haben jedoch häufig am Anfang Schwierigkeiten, sich auf ein psychotherapeutisches Angebot einzulassen. Dies liegt oftmals daran, dass aufgrund der Symptomausprägung die Möglichkeiten im Zwischenmenschlichen deutlich reduziert sind und der Patient dann wie »festgekettet« bei seinen problematischen Annahmen und Handlungsimpulsen verharrt. Zusätzlich können insbesondere bei diesen Patientinnen und Patienten resignative Einstellungen hinsichtlich des weiteren Krankheitsprozesses bzw. der Genesungsmöglichkeiten vorliegen, die trotz vorhandener Behandlungsbereitschaft den Therapieverlauf verkomplizieren können. (»Ich hoffe, glaube aber nicht, dass es je wieder besser wird.«) Darüber hinaus können auch ein primär biologisches Erkrankungsmodell oder negative Vorerfahrungen bzw. vergebliche vorangegangene Behandlungen den Zugang der Betroffenen zur Psychotherapie erschweren. In sämtlichen dieser Konstellationen läuft der Therapeut Gefahr, in eine einseitige und für den angestrebten Prozess ungünstige Position zu geraten. In diesen Fällen kann das Angebot hilfreich sein, den Therapieprozess mit einer medikamentösen Behandlung einzuleiten, um so zunächst eine (graduelle) Symptomreduktion zu erzielen. Hierdurch können eine erste Entlastung erreicht, die »Ummauerung« des Patienten gelockert und die den psychotherapeutischen Prozess behindernden Überzeugungen verändert werden. Außerdem stärkt dieses Vorgehen oftmals die »therapeutische Allianz«, und es bietet sich anschließend häufig die Möglichkeit, die Rationale der Psychotherapie (noch einmal) zu verdeutlichen und für ein multimodales Vorgehen zu werben.

Die medikamentöse Behandlung der meisten Erkrankungen des »neurotischen Spektrums« besteht insbesondere aus antidepressiven Substanzen der zweiten Generation (v. a. selektive Serotonin-(Noradrenalin-)Wiederaufnahmehemmer). Hierbei gibt es jedoch hinsichtlich der Wirksamkeit durchaus große Unterschiede zwischen den einzelnen Erkrankungssubgruppen. Während für die meisten Angsterkrankungen (generalisierte Angststörung, Panikstörung, soziale Phobie, Agoraphobie) und die Zwangsstörung die Effektivität entsprechender Substanzen durch randomisierte, placebokontrollierte Studien inzwischen gut belegt ist (Plag & Ströhle 2012, Bandelow u.a. 2014), existieren für somatoforme und dissoziative Störungen diesbezüglich deutlich weniger (positive) Untersuchungen. Die klinische Wirksamkeit der Antidepressiva korrespondiert mit Ergebnissen neurobiologischer Forschung, die bereits mittelfristig auf die zentrale Rolle der Transmittergruppe der Monamine in der Emotionsregulation und -kontrolle hinweisen. Bei nahezu allen Erkrankungen des »neurotischen« Spektrums konnten inzwischen (mehrfach) Veränderungen (v.a. auf der Ebene spezifischer Gene oder Rezeptoren) gefunden werden, die mit einer veränderten serotonergen Funktion einhergehen.

Darüber hinaus gehören auch Veränderungen der strukturellen oder funktionellen Gehirnanatomie in bzw. zwischen verschiedenen Strukturen des limbischen Systems (u.a. Amygdala, frontale Hirnbereiche, Hippocampus) zu den wiederholt replizierten Befunden in dieser Störungsgruppe. Lange wurde davon ausgegangen, dass entsprechende Veränderungen die biologisch determinierte Grundlage für eine erhöhte Krankheitsbereitschaft seien und so »neurotisches« Wahrnehmen, Bewerten und Handeln unter Stresseinwirkung begünstigen. Aktuell zeichnet sich jedoch ein eher bidirektionaler und dynamischer Zusammenhang ab. Zum einen konnte gezeigt werden, dass durch chronischen Stress die Verbindung, Aktivität, Struktur und Neurogenese zwischen bzw. in (para-)limbischen Strukturen (negativ) beeinflusst werden oder diesbezüglich vorbestehende Veränderungen voranschreiten. Andererseits führte eine erfolgreiche psychotherapeutische Behandlung bei Patientinnen und Patienten mit Depressionen, Angst- oder Zwangsstörungen wiederholt zu einer »Normalisierung« dieser Veränderungen oder, analog einer Pharmakotherapie, zu einer Verbesserung der serotonergen Übertragung (z.B. Galvao-de Almeid u.a. 2013; Mahar u.a. 2014; Weingarten & Stauden 2015).

Solche Informationen können in den therapeutischen Prozess einfließen, um gerade »biologistisch« orientierten Patienten symbiotische Effekte von Pharmako- und Psychotherapie zu verdeutlichen. Darauf aufbauend kann dann dargestellt werden, dass psychotherapeutisch induzierte Veränderungen durch den Patienten mittel- und langfristig selbst aufrechterhalten sowie stabilisiert werden und so auch nach der Reduktion bzw. dem Absetzen der Medikation überdauern können. Die Möglichkeiten der Pharmakotherapie in der »Neurosenbehandlung« sind also mehrgliedrig: Neben einer direkten Symptomverbesserung durch die unmittelbare Beeinflussung neurobiologischer Korrelate kann sie auch helfen, den »problematischen« Patienten für die Psychotherapie zu gewinnen.

≡ Der therapeutische Rahmen: Ort, Zeit, Ziele

Für das Zustandekommen psychotherapeutischer Behandlungen ist es unerlässlich, dass ein klarer, freiwilliger Behandlungsvertrag geschlossen wird. Wichtig ist auch die Aufklärung über erwünschte und mögliche unerwünschte Wirkungen. Außerdem sollten sowohl mögliche Ziele des therapeutischen Prozesses definiert und auf ihre Realisierbarkeit geprüft werden als auch die Möglichkeit unerwarteter behandlungsassoziierter Veränderungen im privaten oder beruflichen Bereich thematisiert werden. Darüber hinaus sollte gegebenenfalls insbesondere bei Patientinnen expliziert werden, dass das therapeutische Setting ein Ort der psychischen und physischen Sicherheit darstellt. Das »Psychotherapeutengesetz« von 1999 ermöglicht ein breiteres psychotherapeutisches Angebot im ambulanten Rahmen. Die ambulante Behandlung ist für die meisten Patientinnen und Patienten günstig, weil sie im gewohnten Lebensbereich bleiben können. Das fördert einerseits die unmittelbare Auseinandersetzung mit den psychosozialen Stressoren wie auch die Implementierung von Therapieerfolgen im Alltag, andererseits verhindert es auch Nachteile am Arbeitsplatz. Ein klinischer Aufenthalt auf einer psychotherapeutischen Station sollte der Ausnahmefall bleiben. Es ist zu klären, ob und in welchem Umfang es stationäre Psychotherapie geben sollte. Zu diskutieren sind Erfordernisse und Grenzen der Differenzierung. Die sollte nach unserer Ansicht möglichst vermieden werden. Andererseits ist es für bemühte und sich bemühende Menschen manchmal erholsam, wenn sie für eine Weile aus der üblichen, stressbesetzten Umgebung herauskönnen und so eine »Entschleunigung« des Krankheitsprozesses erleben. Hierbei sollte jedoch unbedingt auf die Entwicklung eines Schon- und Vermeidungsverhaltens gegenüber den konfliktbesetzten Themen geachtet werden, welches zur Aufrechterhaltung bzw. Chronifizierung des Beschwerdebilds beitragen kann. Wichtig ist die Vermittlung ambulanter Weiterbehandlung. Ambulante Behandlungen werden hinsichtlich der Länge und der Zwecke der Vereinbarung abhängig sein von dem gewählten Behandlungsverfahren (siehe Kapitel 19, ab S. 889), vom Ausmaß der Störungen und von der durch die Kassen eingerichteten Kontrolle. Sowohl Patientinnen und Patienten als auch Therapeutinnen und Therapeuten sind fünf Probestunden zugebilligt, damit die Chancen der Zusammenarbeit in der Beziehung geprüft werden können. Häufiges Wechseln und zu langes Zögern vor Beziehungsaufnahme macht die therapeutische Arbeit schwieriger. Den Patientinnen und Patienten sollte – unabhängig von den Vorgaben der Kassen – ein zeitlicher Rahmen gegeben und begründet werden.

Häufig wird gerade die Vereinbarung über den therapeutischen Rahmen bei Patienten mit Störungen der Beziehungsgestaltung vernachlässigt und ist verschwommen. Es wird von »allgemeiner Persönlichkeitsveränderung«, Krisenintervention, Stabilisierung usw. gesprochen, ohne dass klar würde, was das ist, und ohne dass die Legitimität solcher Zielsetzung mit dem Patienten abgesprochen ist. Dies ist nur möglich, weil die Erwartungen der Patienten diffus sind, denn die Fähigkeit zur genaueren Bestimmung von »beziehungskrank« setzt das Einsetzen der Suchhaltung bereits voraus. Für alle Menschen ist es schwer, Auskünfte über sich selbst zu geben; »sich im Spiegel zu betrachten« ist auch mit Angst verbunden. Das Angehen dieser Angst gehört zum Abstecken des therapeutischen Rahmens. »Zeitlos« sich auf einen nach vorn offenen Lebenslauf als Entwicklung einzulassen, ist oft auch mit der Vorstellung von »unheilbar« verknüpft. Der Therapeut sollte wissen, für welche Zeit er Kontakte eingehen kann, ob er ein Mensch ist, der sich lange binden kann oder dem Beziehungen nach einer Weile schal werden; denn der Patient ist mehr abhängig von der Person und Toleranz des Therapeuten, als wir ahnen, und nur Eindeutigkeit kann ihm erleichtern, diese Abhängigkeit zu meistern. Wir haben es auch hier mit vertraglichen Vereinbarungen zu tun. Psychotherapie dient einem Zweck – und der muss benannt sein. Bei der Vereinbarung der Ziele gilt, dass die Veränderung des Patienten in Abhängigkeit vom Menschenbild des Therapeuten geschieht. Wenn wir hier von »beziehungskrank« sprechen, ist eben dies Teil unseres Menschenbilds, genau wie »Persönlichkeit« ein Teil eines Menschenbilds ist.

Wichtig: Patienten und Bezugspersonen immer auf die Möglichkeit von Selbsthilfe- und Angehörigengruppen als auch einer Form von Hilfe – und sei es eine zusätzliche – hinweisen!

Epidemiologie und Prävention

Verbreitung

In den letzten Jahren wurde die Auftretenshäufigkeit für die Erkrankungen des »neurotischen Spektrums« (Angststörungen, Zwangsstörung, dissoziative und somatoforme Störung) systematisch und umfangreich untersucht. Vor dem Hintergrund einer großen internationalen Schwankungsbreite wurde festgestellt, dass innerhalb eines Jahres zwischen 4 und 15 Prozent der Bevölkerung in Deutschland und Europa von mindestens einer dieser Erkrankungen betroffen sind. Bei Frauen wird häufiger eine entsprechende Diagnose gestellt, und die jeweilige Auftretenswahrscheinlichkeit nimmt mit zunehmendem Alter ab und mit geringerem sozioökonomischem Status zu. Natürlich stellt sich die Frage nach der Kausalität dieser Zusammenhänge. Sicherlich spielen im Rahmen der regionalen Unterschiede sowohl die jeweilige medizinische bzw. psychotherapeutische Infrastruktur (und damit unterschiedliche Möglichkeiten zur Diagnostik und Behandlung) als auch kulturelle Aspekte eine Rolle. Gerade in traditionellen Gesellschaften sind psychische Erkrankungen häufig noch in bedeutendem Maße stigmatisiert, und eine stressassoziierte Symptomatik bildet sich möglicherweise häufiger in einem eher »akzeptierten« somatoformen Beschwerdebild ab. Für die Unterschiede zwischen den Geschlechtern können ebenfalls verschiedene Faktoren verantwortlich sein: Neurobiologische Besonderheiten sind hier möglicherweise ebenso relevant wie ein unterschiedliches »Hilfesuchverhalten« von Männern und Frauen. Insbesondere ein eher traditionell definiertes männliches Rollenverständnis, in dem physische und mentale Stärke sowie Leistungsfähigkeit integrale Bestandteile sind, kann eine Krankheitseinsicht erschweren und die Schwelle zur Inanspruchnahme therapeutischer Hilfe erhöhen. Darüber hinaus ist bemerkenswert, dass Angst- und Zwangsstörungen sich am häufigsten im jungen Erwachsenenalter (18. bis 34. Lebensjahr) erstmanifestieren. Insbesondere diese Tatsache unterstreicht die Bedeutung von Stress als moderierendem Faktor in der Pathogenese dieser Erkrankungsgruppe. Sicherlich werden junge Menschen in diesem Lebensabschnitt mit vielen, dicht aufeinander folgenden Veränderungen des unmittelbaren Lebensumfelds konfrontiert. Zunächst sind hierbei natürlich als »Meilensteine« die Beendigung der Schul- oder Universitätsausbildung, der Eintritt in das Berufsleben und die damit verbundenen Notwendigkeiten hinsichtlich einer autonomen Lebensplanung zu sehen.

Diese generationsübergreifenden und damit bereits nahezu »klassischen Stressoren« scheinen jedoch gerade in den letzten Jahren durch weitere Herausforderungen für »sich findende« Menschen ergänzt worden zu sein. Gefühlt, aber auch gemäß den Schilderungen unserer Patientinnen und Patienten werden gesellschaftliche Erwartungen und Anforderungen nicht nur qualitativ zugespitzt, sondern auch mehr und mehr implizit formuliert. »Schneller« (die Ausbildung abschließen und die Karriereleiter erklimmen), »besser« (aussehen oder qualifiziert sein) und »mehr« (verdienen oder konsumieren) sind oftmals Schlagwörter, die mit einer befriedigenden und breiten gesellschaftliche Teilhabe verbunden werden. Raum und Anerkennung für abweichende Lebensmodelle oder für Menschen, denen eine solche »Optimierung« nicht oder nur schwer möglich ist, scheinen hingegen abzunehmen. Neben der Angst vor Ausgrenzung berichten Patienten und Patientinnen immer wieder von Problemen, die sich aus unzureichenden Möglichkeiten zur Abgrenzung ergeben. Insbesondere die (gefühlte) Abhängigkeit von einer zunehmenden gesellschaftlichen »Vernetzung« und die dadurch höhere Informationsverdichtung und Transparenz im privaten und beruflichen Bereich führt für viele Menschen zu einer Dynamik, der sie nicht mehr folgen können oder wollen. In jedem Fall können solche Epiphänomene aktueller gesellschaftlicher Entwicklungen (über die Zeit) Stress erzeugen, der von immer mehr Menschen einer bestimmten Gruppe nicht mehr suffizient kompensiert werden kann und schließlich in eine Symptombildung mündet. An dieser Stelle ist auch der Zusammenhang zwischen stressassoziierten Erkrankungen und sozialen sowie ökonomischen Bedingungen relevant. Es ist unschwer vorstellbar, dass eine problematische finanzielle oder gesellschaftliche Situation bzw. Position die Bewältigung (zusätzlicher) Belastungen erschwert und den Krankheitsbeginn begünstigt. Gleichzeitig kommt es bei Menschen, die sich in einer entsprechenden Lebenslage befinden, aufgrund der psychischen Erkrankung (z. B. durch Verdienstausfälle oder die weitere Verschlechterung einer bereits unzureichenden psychosozialen Unterstützung) sicherlich schneller zu einem Versagen der strukturellen Kompensationsmechanismen und so zum Beginn eines »Teufelskreises«. Epidemiologische Fragestellungen bei der Erforschung von »Neurotischem« sollten deshalb auch immer die Veränderung beinhalten, nie ausschließlich nach dem »Ist« fragen. Also: Was trägt dazu bei, dass etwas so oder so geworden ist? Welche innere oder äußere Bedingung muss verändert werden, damit der Mensch zu sich und seiner Umwelt wieder normale Beziehungen herstellen kann? Nirgendwo kann Wissen so trügerisch sein wie in diesem Bereich, weil durch die darin enthaltene Möglichkeit der Festschreibung gegeben ist, dass immer dieselben Lösungen angewendet werden, wo längst neue erforderlich sind.

Bedingungen

In jedem Einzelfall ist über das Verhältnis zwischen eigenem Vermögen und den Anforderungen des Lebens nachzudenken. Ohne die Fähigkeit, erprobte Lösungen für die künftige Wiederverwendung zur Verfügung zu haben, wäre unser Leben chaotisch; und ohne die Fähigkeit, aus Erfahrungen

Leitfäden für das eigene Handeln zu abstrahieren und in neuen Situationen anzuwenden, könnten wir Identität nicht entwickeln. Jedoch liegt darin auch die Gefahr der Vereinfachung, nämlich Regeln rein gedanklich von den konkreten Anlässen zu trennen, die zu ihrer Aufstellung führten, und diese von ihrer Erfahrung amputierten Regeln dann auf alle Hürden, Hindernisse, innere wie äußere Aufgaben, Schwierigkeiten, Beziehungslosigkeiten und Beziehungskränkungen anzuwenden.

Beispiel So berichtet ein älterer Mann, der großes Verständnis für die Entfremdung der Jugend in unserer heutigen Welt aufbringt, von einer typischen Enttäuschung: Er bot zwei Jungen, die sehr an Autos interessiert waren, freie Ausbildung in seiner Reparaturwerkstatt an, was beide mit Freuden annahmen. Als er ihnen aber sagte, dass sie zur Vermeidung von Unfällen zur Arbeit ihr langes Haar zusammenbinden müssten, konnten beide in dieser Sicherungsmaßnahme nur das typische Vorurteil der älteren Generation für diesen Ausdruck ihrer Individualität sehen, und sie lehnten sein Angebot ab.

Viele »neurotische« oder überholte (unreife) Handlungsweisen und Lösungsversuche sind das Ergebnis der unentwegten Anwendung ein und derselben »bewährten« Lösung auch dann, wenn sich die Umstände längst geändert haben. Wie schon gesagt, Wiederanwendung ist nicht an sich falsch; die Herauskristallisierung dessen, was ich für »typisch« halte, durch die private wie durch die berufliche Brille gesehen, ist Voraussetzung für Vereinfachung, Ökonomie und Vertrauen in allen Lebensbereichen. Doch sind Lösungen an einen bestimmten Kontext gebunden und werden zu »schrecklichen Vereinfachungen«, wenn sie sich nicht den Veränderungen des Kontextes anpassen. Das gilt auch für die Lösung, zwanghaft nur neue Lösungen zu suchen. Die Bedingung des »Neurotischen«, so betrachtet, ist, dass es dem Individuum nicht gelingt, sein Handeln in einem Kontext neu zu arrangieren oder einfallsreich zu sein. Alle Menschen organisieren, desorganisieren und reorganisieren sich lebenslang. Wenn ich die Lust oder Kraft verliere, zu faul, zu ängstlich bin, nicht belohnt werde dafür, dass ich mein Handeln diesen Veränderungen anpasse, oder auch mich schon für vollendet halte, die Lösung schon »habe«, d.h. dieselben alten Lösungen nicht aus Rat- und Hilflosigkeit, sondern auch aus Überheblichkeit anwende, ist eine Beziehungskränkung sehr wahrscheinlich.

Bedeutung

Es ist gerade die Herausforderung für uns, nicht nur für den einzelnen Patienten, sondern auch im Sinne einer Gesamtverantwortung herauszufinden, wie es zu dem »verfehlten Leben« kommt, sodass nicht der Einzelne in Verantwortung genommen wird für etwas, worunter wir möglicherweise alle leiden. Eine Bedeutung des Kennenlernens von Beziehungsstörungen liegt darin, dass ich meine Wahrnehmungsgrenzen, meine Tabus kennenlerne und dann an der Veränderung des Individuums und meiner Umgebung arbeiten kann. Was hindert uns, da wir alle um den Zusammenhang zwischen bestimmten Aspekten von Arbeit und Störanfälligkeit in den Beziehungen wissen, veränderte Formen von Arbeit zu schaffen? Und Familie? Das Leben macht Mühe, insofern zeigt uns diese Art der Erkrankung, was in unserer Gesellschaft am meisten Mühe macht und welche Möglichkeiten des Umgangs zugelassen sind. So ist das Zwanghafte wahrscheinlich besser integriert als das Depressive, und das Histrionische hat sich sehr gewandelt.

Prävention

Das Folgende klingt pathetisch, ist illusorisch-utopisch: In allen Vorstellungen über Prävention, die von der freien Entfaltung der Persönlichkeit, der freien Sexualität, der Freiheit der Kommunikation sprechen, davon, dass nicht zu früh im Leben eines Menschen tabuisierende Einengungen stattfinden sollen oder dass der Zwang der Leistungsgesellschaft uns alle in der freien Äußerung einengt – in allen ist der Gedanke von »frei« enthalten.
Menschen, die zu »neurotischen« Lösungen neigen, sind aus Gründen innerer Unausgeglichenheit genötigt, sich im Sinne unseres Wunschbilds und damit auf sozial erwünschte Weise darzustellen. Sie und wir lassen nicht zu, sie als emotional labil, unterwürfig, mutlos (um nicht zu sagen: feige), argwöhnisch, schwankend, schuldhaft, undiszipliniert und gereizt wahrzunehmen und leben zu lassen. Und häufig dienen therapeutische Maßnahmen dazu, bessere Verstecke für diese Seiten menschlicher Existenz zu finden, als sie wirklich aufzudecken. In dem Zusammenhang haben wir uns zu fragen: Können wir das Labile, Schwankende, Mutlose, Unterwürfige in uns zulassen? Können wir leben, dass wir nicht immer funktionieren und nicht immer stabil sind? Nur die Anerkennung dieser allgemein menschlichen Bedingung macht Prävention und Therapie möglich!

Weg von der Neurose – und wohin?

In den letzten Jahren hat die »Neurose« im psychiatrischen Sprachgebrauch zunehmend an Bedeutung verloren. Wie dargestellt, ist dies vor allem auf begriffsassoziierte Ursachen (diagnostische Unschärfe, Stigmatisierung der Patienten) sowie auf eine an der Phänomenologie (statt an der potenziellen Ätiologie) orientierte Störungskonzeption zurückzuführen. Insbesondere Letzteres hat schließlich zu einer syndromalen Darstellung »neurotischer« Subtypen innerhalb der letzten Klassifikationssysteme des DSM und der ICD beigetragen. Diese waren bzw. sind jedoch ebenfalls vor allem aufgrund ihrer kategorial organsierten, »prototypischen« Störungsdarstellung sowie des (möglicherweise damit zusammenhängenden) inflationären Gebrauchs der jeweiligen Restkategorien deutlicher Kritik unterworfen. Auch das DSM-5 ist unter Beibehaltung von Störungskategorien zwar der Forderung einer stärker dimensionalen Krankheitsdarstellung nicht nachgekommen; dafür wurden aber andere, teilweise erhebliche strukturelle und inhaltliche Veränderungen vorgenommen, um sowohl Ergebnissen der biologischen und psychologischen Forschung als auch dem Bedürfnis einer individuelleren Diagnostik und Therapieplanung Rechnung zu tragen. In diesem Zusammenhang wurden neue Störungskategorien und -typen definiert, Codierungsmöglichkeiten für die Störungsschwere und assoziierten Symptome (sog. »specifier«) eingeführt sowie alters-, geschlechts- oder kulturspezifische Merkmale einzelner Störungsbilder aufgenommen. Auch die Störungen des »neurotischen Spektrums« haben in diesem Zusammenhang einige Änderungen erfahren (EHRET & BERKING 2013).

Innerhalb der *Angststörungen* wurde die Agoraphobie nosologisch von der Panikstörung getrennt, sodass beide Störungen nun komorbide diagnostiziert werden können. Auch wurde aufgrund der Erkenntnis, dass phobische Menschen die reale Gefahr in entsprechenden Situationen oft überschätzen, das Kriterium einer »exzessiven und unverhältnismäßigen« Angst im Rahmen der phobischen Reaktion aufgegeben. Darüber hinaus wurde die »generalisierte soziale Angststörung« (Vorliegen von zwei oder mehr sozialphobische Situationen) aufgrund epidemiologischer und biologischer Forschungsergebnisse zugunsten einer »leistungsbezogenen« sozialen Angstreaktion (Angstreaktion ausschließlich z. B. bei freiem Sprechen) aufgegeben. Schließlich wurden noch mit der »Trennungsangst im Erwachsenenalter« und dem »selektiven Mutismus« zwei neue Angsterkrankungen eingeführt.

Bei der *Zwangsstörung* können nun Spezifizierungen sowohl hinsichtlich der (hohen oder niedrigen) Krankheitseinsicht in die Überwertigkeit der

Symptomatik als auch bezüglich einer komorbiden Tic-Störung erfolgen. Zusammen mit der körperdysmorphen Störung, der Tricho- und Dermatotillomanie sowie dem »pathologischen Horten« wurde die Zwangsstörung vor allem aufgrund einer ähnlichen »Symptomdynamik« unter die neu geschaffene Kategorie der »Zwangsstörungen und verwandte Störungen« subsumiert.

Die wohl umfangreichsten Änderungen innerhalb des »neurotischen« Spektrums haben sich sicherlich im Bereich der somatoformen Störungen ergeben. Diese Gruppe wurde weitestgehend durch die neue Kategorie der »Somatic Symptom Disorder« (SSD) ersetzt. Hierunter werden nun nahezu alle Störungsbilder erfasst, die sich durch eine vorwiegend oder ausschließlich somatische Präsentation einer psychischen Grundproblematik auszeichnen (z. B. Somatisierungsstörung, funktionelle Störung, »Münchhausen-Syndrom«). Für die Diagnosestellung ist nicht weiter ausschlaggebend, ob es ein objektivierbares somatisches Korrelat für das Beschwerdebild gibt oder nicht. Auch dysfunktionales Erleben, Wahrnehmen und Verhalten in Bezug auf körperliche Beschwerden rechtfertigt das Vorliegen einer SSD, weshalb ein Kriterium sich explizit auf symptombezogene Gefühle, Gedanken und Reaktionen hinsichtlich gesundheitsbezogener Aspekte bezieht. Die hypochondrische Störung wurde terminologisch durch die »Krankheitsangststörung« ersetzt. Diese zeichnet sich definitionsgemäß weiterhin durch das Fehlen (ausgeprägter) körperlicher Beschwerden aus, kann nun aber auch in Form einer wahnhaften Krankheitsüberzeugung vorliegen, und es bestehen Spezifizierungsmöglichkeiten hinsichtlich individueller Symptommuster (Kontrolle vs. Vermeidung).

Im Bereich der *dissoziativen Störungen* wurde die dissoziative Fugue als eigenständige Entität gestrichen (und alternativ als Spezifizierungsmerkmal der dissoziativen Amnesie eingeführt) sowie die Depersonalisiations- um die Derealisationsstörung ergänzt. Darüber hinaus kann definitionsgemäß nun innerhalb des Störungsbilds der dissoziativen Identitätsstörung auch eine neurologische Fokalsymptomatik auftreten, der Identitätswechsel kann durch die Betroffenen selbst oder ausschließlich durch Dritte wahrgenommen werden, und amnestische Episoden können sich auch über dissoziative Episoden hinaus auf symptomfreie alltägliche Ereignisse erstrecken.

Die Zusammenschau der Neuerungen macht zunächst deutlich, dass sich in Bezug auf die »Neurosen« ein bereits zuvor etabliertes syndromales Störungsverständnis weiter fortsetzt. Auch verliert der ätiologische Bezug zugunsten einer immer stärker phänomenologisch orientierten Terminologie weiter seinen Stellenwert. Gleichzeitig wird der Einfluss des klinischen Querschnittbilds sowie der Ergebnisse interdisziplinärer (Therapie-)Forschung in der Definition und Gruppierung von psychischen Erkrankungen gestärkt. Durch die zahlreichen Spezifizierungsmöglichkeiten sowie weitere Faktoren (z. B. Berücksichtigung von Alter, Geschlecht und kulturellem Hintergrund) scheint darüber hinaus die Möglichkeit einer größeren psychopathologischen »Diversität« geschaffen, die die klinische Realität vielleicht besser widerspiegelt, als dies zuvor der Fall war. An diesem Punkt sollen jedoch auch die Kritiker der Neufassung des DSM erwähnt werden, die insbesondere durch den Zuwachs an Störungsgruppen und Krankheitsbildern einer »Inflation psychiatrischer Diagnosen« den Boden bereitet sehen und befürchten, dass dadurch normalpsychologische Variationen menschlichen Erlebens und Verhaltens zunehmend pathologisiert werden könnten (z. B. Allen Frances in seinem Buch »Normal«, 2013). Diese Sorge erscheint zunächst nachvollziehbar, da das Fachgebiet der Psychiatrie gerade in den letzten beiden Dekaden expandiert ist bzw. sich zunehmend (sub-)spezialisiert hat. Aus dieser Entwicklung resultieren durchaus kumulierende Interessen (z. B. finanzieller Art oder hinsichtlich der inhaltlichen Förderung des eigenen Fach- oder Forschungsgebiets) einer wachsenden Anzahl von »Mitspielern«, die wiederum die befürchtete Entwicklung begünstigen könnten. Zumindest in Bezug auf die »neurotischen« Störungen ist dies jedoch unserer Einschätzung nach nicht der Fall. Insgesamt scheint sich hier eher die Chance einer fundierteren und individuelleren Diagnostik zu eröffnen, aus der sich wiederum direkte Implikationen für eine stärker personalisierte Therapieplanung ergeben können.

Dennoch ist eine kritische, beobachtende Haltung hinsichtlich des Praxistransfers der geschilderten Entwicklung sicherlich nicht falsch bzw. durchaus angebracht – letztlich gilt, dass sich die Bedeutung von Neuerungen vor allem aus deren (Mehr-)Wert für diejenigen ergeben sollte, die von ihnen betroffen sind.

Weitere Formen des Bemühens

Der emotional-instabile Mensch

Es gibt Menschen, die mit ihren emotionalen Reaktionen Schwierigkeiten haben und deswegen emotional instabil sind. Emotionen begleiten den Menschen von Anfang an, sie helfen bei der spontanen Bewertung und ermöglichen, dem Verhalten eine Richtung zu geben und die damit verbun-

denen Erfahrungen auszuwerten. Zusammen mit Umgebungssignalen (Triggern) und unbewussten Erinnerungen prägen Emotionen unsere spontanen Reaktionen (Verhaltensmuster, Schemas) und später auch die automatischen Gedanken. Um Emotionen richtig zu nutzen, muss der Mensch im Laufe seiner Entwicklung lernen, den Einfluss der Emotionen auf das Verhalten zu begrenzen (kontrollieren) und auch unterschiedliche emotionale Reaktionen zu integrieren (regulieren), denn viele Erfahrungen sind eben nicht eindeutig. Ist die Kontrolle und Regulation der emotionalen Reaktion erschwert, besteht die Gefahr, im Umgang mit sich und den Anderen Schwierigkeiten zu bekommen, weil den eigenen emotionalen Reaktionen nicht mehr vertraut werden kann. Der Kontakt zu sich selbst geht verloren, das Verhältnis zu Anderen ist von Misstrauen geprägt, und es entsteht ein unrealistischer Wunsch nach einer eindeutigen und damit vermeintlich sicheren Welt. Weil es diese Welt aber nicht gibt, erzeugen die alltäglichen Erfahrungen Spannungen und Unsicherheit, denen mit verschiedenen, manchmal sehr zerstörerischen Mitteln begegnet wird (Selbstverletzungen, chronische Suizidalität, Alkohol-, Drogenmissbrauch), aus denen bei einigen Betroffenen später sogar eine Ersatzidentität entstehen kann.
Bei all dem bleibt der Wunsch nach Kontakt und Beziehung zu anderen Menschen erhalten. Viele meiden sogar das Alleinsein und sind bereit, sich an Helfer zu wenden. Allerdings treten auch in den Helferbeziehungen Schwierigkeiten im Umgang mit Emotionen auf und so werden die Helfenden auch nicht vom Sturm der Emotionen verschont. Sie stolpern über das Misstrauen beim Versuch, Vertrauen zu schaffen, und scheitern an der Konstruktion einer eindeutigen und heilen Welt. So kann aus einer gut gemeinten Absicht echte Gegnerschaft erwachsen.
Die emotionale Instabilität prägt natürlich besonders jene Lebenszyklen, in denen der Ausgleich zwischen spontanen Reaktionen und planvollem, eigenverantwortlichem Handeln besonders wichtig ist, also von der Zeit der Adoleszenz bis zur Mitte des Lebens. Das ist aber der Zyklus, in denen feste Beziehungen entstehen, Familien gegründet werden und die berufliche Laufbahn aufgenommen wird. Entsprechend dramatisch können die Folgen der emotionalen Instabilität für die gesamte Lebensspanne sein, auch wenn die Störung selbst in der Regel überwunden wird. Viele ehemals emotional instabile Menschen sind später einsam, leiden vorzeitig an zahlreichen körperlichen Problemen und sind mangelhaft beruflich integriert.
Wegen der Gegnerschaft galt die Hilfe lange Zeit als schwierig, wenn nicht unmöglich. Das hat sich mittlerweile geändert, weil die Therapeutinnen und Therapeuten aufgegeben haben, sich auf den Wunsch nach einer heilen und

eindeutigen Welt einzulassen, und sehr viel mehr Akzeptanz einfordern und auf der Übernahme von Verantwortung bestehen. Nur so lässt sich der Panzer des Misstrauens aufbrechen, der am Ende nur noch Last ist und keinen Schutz mehr bietet. Damit werden auch wieder Kräfte für Veränderungen und Entwicklungen frei.

Die emotionale Instabilität wird den Persönlichkeitsstörungen zugeordnet, weil auch hier Anlage- und Umweltfaktoren zusammenwirken und es sich daher um eine strukturelle Störung handelt. Als Bezeichnung hat sich in der ICD der Begriff »emotional instabile Persönlichkeitsstörung vom Borderline-Typ« eingebürgert, was oft als Borderline-Syndrom abgekürzt wird. Der Begriff Borderline ist historisch entstanden (Grenzpsychose von Emil Kraepelin) und missverständlich, weil die Betroffenen nur sehr selten in die Nähe einer psychotischen Störung geraten, und auch sonst erklärt der Begriff Grenze nicht viel.

Bereits in den 1920er-Jahren wurde durch Sigmund Freud in Fallserien eine Patientengruppe symptomatisch charakterisiert, die als »Grenzgänger zwischen Neurose und Psychose« angesehen wurde. Klinisch führend hierbei waren im Sinne der psychoanalytischen Typologie »(charakter)neurotische« Eigenschaften, die jedoch unter der Einwirkung von emotionaler Belastung bzw. Stress akut »psychotisch« dekompensieren konnten. Nachdem im Jahr 1938 durch Adolf Stern erstmalig der Begriff »Borderline« eingeführt wurde, entbrannte in der Folge insbesondere aufgrund des klinisch polymorphen und meist schwer ausgeprägten Störungsbilds eine dynamische Diskussion um die konzeptuelle Einordnung der Erkrankung. Zunächst wurde überwiegend für eine Zuordnung zum schizophrenen Erkrankungsspektrum plädiert, und es erfolgten bis in die späten 1960er-Jahre zahlreiche entsprechende Begriffsbildungen (z. B. »latent schizophrenia«, Rohrschach 1942; »pseudoneurotische Form der Schizophrenie«, Hoch & Polatin 1949; »subclinical schizophrenia«, Peterson 1954, oder »borderline schizophrenia«, McCully 1962). Schließlich etablierte sich jedoch die Bezeichnung »Borderline« zunehmend als charakterisierender Begriff für das multisymptomatische Störungsbild (»borderline pattern«, Millon 1969; »borderline character«, Giovacchini 1973) und wurde schließlich durch Otto Kernberg (1975) mit dem Begriff der »Borderline-Persönlichkeitsorganisation« untermauert. Kernberg sieht Borderlinepatienten und -patientinnen vor allem durch pathologische internalisierte Objektbeziehungen, einen Mangel an Stresstoleranz beziehungsweise Impulskontrolle sowie primär prozessorientiertes Denken und Verhalten charakterisiert. Ein zentraler Faktor in der Symptomentstehung ist hierbei aus psychoanalytischer Sicht die »Spaltung« als primitiver

Abwehrmechanismus. Diese beeinflusst, gemäß der Hypothese, die durch (überdauernde) Konflikte geprägten instabilen Objekt- bzw. Selbstrepräsentanzen des Patienten und schützt die Betroffenen vor nicht in das »Ich« integrierbaren Affekten. Vor dem Hintergrund dieser Entwicklungen wurde die Borderline-Persönlichkeitsstörung schließlich ab den 1970er-Jahren erstmals in der ICD-9 und im DSM-III aufgeführt und seitdem aufgrund voranschreitender epidemiologischer und klinischer Forschung zunehmend spezifisch definiert.

In ihren aktuellen Versionen (ICD-10 und DSM-5) definieren beide Klassifikationssysteme die Borderline-Symptomatik als einen Symptomkomplex, bei dem eine geschwächte Impulskontrolle, eine labile Stimmungslage, eine deutliche Störung des Selbstbilds sowie ausgeprägte Unsicherheit hinsichtlich persönlicher Ziele und Referenzen im Vordergrund stehen. Darüber hinaus sind ein überdauerndes Gefühl von Leere, intensive, aber unbeständige Beziehungen (»Nähe-Distanz-Problematik«), selbstdestruktives Verhalten sowie (para)suizidale Handlungen charakteristische Störungsmerkmale (z. B. GOODMAN u. a. 2012). Die Borderline-Persönlichkeitsstörung weist neuesten Untersuchungen zufolge ein nahezu ausgeglichenes Geschlechterverhältnis in der Allgemeinbevölkerung auf; im stationären Bereich finden sich jedoch bis zu viermal mehr weibliche Betroffene. Obwohl unter dem 18. Lebensjahr noch keine Diagnose gestellt werden sollte, zeigen sich erste Symptome oft schon ab dem Kindesalter, und es kommt unbehandelt häufig zunächst zu einer Verschlimmerung der Symptome während der Adoleszenz. Entgegen früheren Annahmen scheint in den meisten Fällen jedoch kein chronischer oder gar langfristig progredienter Verlauf stattzufinden. Bereits zehn Jahre nach der Erstdiagnose erleben bis zu 85 Prozent der Patientinnen und Patienten eine mindestens einjährige stabile Remissionsphase (BISKIN 2015).

Jedoch unterscheidet sich die Borderline-Persönlichkeitsstörung von anderen Persönlichkeitsstörungen nicht nur durch das Fehlen der Zeitstabilität problematischer Bewertungs- und Verhaltensweisen. Entgegen Störungen insbesondere aus den »Clustern« A (»Introvertierte«) und C (»Ängstliche«) erleben Borderline-Patienten die meisten ihrer Symptome regelmäßig als »ich-dyston«, also als nicht mit der eigenen Person (v. a. mit den Werten und Vorstellungen) vereinbar. Durch zunehmende Forschung haben sich gerade in den letzten Jahren weitere Aspekte der Borderline-Persönlichkeitsstörung herausarbeiten lassen, die teilweise den Charakter eines »Alleinstellungsmerkmals« innerhalb der Persönlichkeitsstörungen annehmen: Bis zu 84 Prozent der Patienten weisen eine komorbide Angsterkrankung, eine depressive Störung, Suchterkrankung oder suizidales Verhalten auf, und eine zusätzliche

Traumatisierung führt im Vergleich zu anderen Patientengruppen zu einer signifikant stärkeren Verschlechterung der zugrunde liegenden Psychopathologie und des psychosozialen Funktionsniveaus (z. B. Köhling u. a. 2015; Latas & Milovanovic 2014; Pennay u. a. 2011). Vor dem Hintergrund der emotionalen Instabilität untersuchten darüber hinaus zahlreiche Studien sowohl Botenstoffsysteme als auch Hirnareale, die mit der Kontrolle bzw. Verarbeitung von Emotionen in Verbindung stehen. Veränderungen wurde hierbei insbesondere in der serotonergen, glutamatergen und GABAergen Neurotransmission sowie strukturell und funktionell in fronto-limbischen Netzwerken (v. a. Amygdala, Insula, Hippocampus, präfrontaler und frontaler Kortex) gefunden (Van Zutphen u. a. 2015). Insbesondere Letztere korrespondieren teilweise eng mit neurokognitiven Befunden, die insbesondere eine gestörte exekutive Funktion, stark dichotome Denkmuster, risikohafte Entscheidungsfindung, vorschnelles Schlussfolgern sowie eine Tendenz zum monokausalen Attribuieren beschreiben (Mak & Lam 2013). Bisher gelang es zwar nicht, mithilfe von molekulargenetische Untersuchungen störungsspezifische genetische Risikovarianten zu identifizieren; Zwillings- und Familienstudien weisen jedoch auf eine Erblichkeit der Borderline-Persönlichkeitsstörung von bis zu 40 Prozent hin (Amad u. a. 2014). Ganz im Sinne eines biopsychosozialen Erkrankungsmodells rückte in der jüngeren Vergangenheit auch mehr und mehr die Soziobiografie der Betroffenen in den Fokus. Hier konnten als mögliche Risikofaktoren der Krankheitsentstehung insbesondere Missbrauch und Vernachlässigung in der Kindheit, ein durch psychische Erkrankungen invalidisierendes familiäres Umfeld sowie ein niedriger sozioökonomischer Status identifiziert werden.

Der erhebliche Leidensdruck der Patienten und Patientinnen zeigt sich vor allem und überdeutlich in ihrem Bemühen, gegen stressassoziierte autoaggressive Handlungsimpulse oder gegen eine »Nähe-Distanz-Ambivalenz« (in der Partnerschaft oder der therapeutischen Beziehung) anzukämpfen. In diesen Momenten wird jedoch auch ein Bemühen der sozialen Interaktionspartner ausgelöst oder verstärkt. Zum einen wollen Verwandte, Freunde, Partner oder auch Therapeuten aufgrund des offensichtlichen Leidens und der Drastik der Symptompräsentation reflexartig und unmittelbar helfen. Oft scheitern sie mit ihren Bemühungen jedoch an entfesselten oder »eingemauerten« Emotionen der Patienten und bleiben häufig (zunächst) als hilflose Zuschauer zurück. Das ist schwer auszuhalten. Nicht selten kommt es zu einer (räumlichen oder emotionalen) Distanzbewegung weg von den Betroffenen, oft ein Ausdruck der Reaktionsbildung auf Sprachlosigkeit, Unsicherheit und Angst. Hierdurch werden jedoch das negative Selbstbild und die zugrunde liegenden Grundüberzeugungen (z. B. »Alle verlassen mich«, »Ich bin nichts wert«) der Patienten auf fatale Weise bestätigt, der Stress erhöht und die Selbstdestruktion beschleunigt. Sowohl für einen konstruktiven therapeutischen Prozess als auch für die Verbesserung bzw. den Aufbau von funktionalen sozialen Interaktionen ist es deshalb unabdingbar, dass beide Seiten die »Sprachbarriere« überwinden und verstehen lernen.

Für Therapeuten und für das nähere soziale Umfeld des Patienten sollte dies zunächst einmal beinhalten, »Borderlinerisch« zu lernen: Bewertungen, Handlungen und Reaktionen der Patienten als nonverbale Kommunikation bzw. als Versuch der Kontaktaufnahme zu verstehen, anzunehmen und in die eigene emotionale Sprache zu übersetzen. Hierdurch besteht die Chance, ein Verständnis dafür zu schaffen, wie der Patient in einer spezifischen Situation bewegt bzw. aktiviert wird, und so die Basis für eine angstfreie Interaktion zu schaffen. Gleichwohl liegt der größere Anteil der Veränderung auf der Seite der Betroffenen, was von Beginn der Therapie an auch vermittelt werden muss. Um Fehlattribuierungen vorzubeugen bzw. nicht weiter zu begünstigen, sollte deutlich gemacht werden, dass sich die soziale Umwelt oft nicht oder nur zu einem sehr geringen Grad verändern lässt und dass eine Anpassung an die eigenen Bedürfnisse auch nicht erwartet werden kann. Entsprechend liegt es überwiegend an den Betroffenen, durch modifizierende Arbeit an Wahrnehmungs- und Bewertungsprozessen sowie Reaktionen eine funktionale Gestaltung zwischenmenschlicher Interaktionen zu erreichen. Hierfür müssen sie jedoch Kompetenzen erwerben, die zuvor nicht beziehungsweise nur wenig vorhanden waren oder durch die »einschießenden Emotionen« stark dominiert wurden.

Das Training entsprechender »Fertigkeiten« ist ein Kernelement der *Dialektisch-Behavioralen Therapie (DBT)* nach Marsha LINEHAN (1996, LINEHAN u. a. 1991), die gegenwärtig am besten untersuchte und metaanalytisch effektivste Behandlungsform (einen diesbezüglichen Überblick bieten STOFFERS u. a. 2012). Die DBT gliedert sich in zwei Hauptelemente, die idealerweise parallel durchgeführt werden und sich ergänzen. Die sogenannte »Skill-Gruppe« dient zunächst dazu, in verschiedenen Modulen (»innere Achtsamkeit«, »Umgang mit Gefühlen«, »zwischenmenschliche Fertigkeiten«, »Stresstoleranz«, »Selbstwert«) die defizitären Fertigkeiten zum Aufbau stabiler und funktionaler Beziehungen zu erlernen bzw. auszubauen. In der im klassischen Setting durchgeführten Einzeltherapie stehen dann konkrete problematische Alltagssituationen im Fokus, die mithilfe der erlernten Techniken zur Emotionsregulation bearbeitet werden. Auch das mehrstufige Trainingsprogramm

STEPPS (Systems Training for Emotional Predictability and Problem Solving; Blum u. a. 2008) stellt Krankheitsverarbeitung, Beziehungsgestaltung, funktionale Problemlösung, Lebensführung und Emotionsregulation in den Mittelpunkt. Hierdurch sollen dem Patienten unter direkter Einbeziehung seines unmittelbaren Umfelds neue kommunikative Möglichkeiten und Handlungsspielräume eröffnet werden.

Neben der DBT und STEPPS ist inzwischen auch für weitere Verfahren der sogenannten »dritten Welle der Verhaltenstherapie« sowie »schulenunabhängige« Verfahren eine Wirksamkeit hinsichtlich der Kernsymptomatik der Borderline-Störung belegt. Insbesondere gilt dies für die *Schematherapie* nach Young und die *Interpersonelle Psychotherapie* (modifiziert nach Klerman und Weissmann), in denen das Erkennen und die Modifikation von dysfunktionalen Bewertungs- und Verhaltens-»Modi« bzw. interaktionelle Schwierigkeiten jeweils den Schwerpunkt der jeweiligen Behandlung darstellen. Weitere manualisierte Therapieformen, die sich aus der psychoanalytischen bzw. tiefenpsychologisch fundierten Schule ableiten, haben sich in der Praxis wie auch im Rahmen wissenschaftlicher Untersuchungen in der Behandlung der Borderline-Persönlichkeitsstörung ebenfalls als effektiv erwiesen. Die *Übertragungsfokussierte Psychotherapie* (TFP) nach Kernberg u. a. (2008) geht auf der Basis der Ich- und objektpsychologischen Theorie davon aus, dass das Behandlungsziel ein therapeutisch begleiteter Übergang in ein höheres Strukturniveau des Patienten ist und so eine (Re-)Integration abgespaltener Objektbeziehungen stattfinden kann. Darüber hinaus publizierten Anthony Bateman und Peter Fonagy im Jahr 2004 das Behandlungskonzept der *Mentalisierungsbasierten Therapie (MBT)* für die Borderline-Persönlichkeitsstörung. Die MBT basiert auf der Annahme, dass es Patienten schwerfällt, eigene Reaktionen und Verhaltensweisen oder die sozialer Interaktionspartner im Kontext von Bedürfnissen, Wünschen oder der jeweiligen moralischen oder ethischen Grundhaltung zu interpretieren. Dies wird als Grundlage der emotionalen Instabilität sowie als begünstigender Faktor der Impulsivität angesehen. Vor diesem Hintergrund wird versucht, die Mentalisierungsmöglichkeiten zu verbessern.

Insgesamt zeichnen sich alle dargestellten psychotherapeutischen Behandlungsformen durch ein besonderes Maß an Strukturierung, Maßnahmen zur Förderung der Adhärenz, eine klare Definition von therapeutischem Weg und Ziel, eine aktive Haltung des Therapeuten, Förderung einer starken Therapeut-Patient-Beziehung sowie eine relativ lange Behandlungsdauer aus. Diese gemeinsamen Aspekte unterstreichen noch einmal die besondere Notwendigkeit des »Sichbemühens« auf beiden Seiten.

Eine *Pharmakotherapie* wird im Rahmen der Borderline-Persönlichkeitsstörung meist zur Behandlung komorbider Bilder wie Depression, Angst, Suchterkrankungen oder Somatisierung eingesetzt. Obwohl antidepressive Substanzen der ersten und zweiten Generation in diesem Zusammenhang klinisch relativ häufig Verwendung finden, existiert bis heute nur eine Studie, die dieses Vorgehen in der entsprechenden Patientengruppe systematisch untersucht hat und in der sich der selektive Serotonin-Wiederaufnahmehemmer *Sertralin* hinsichtlich einer antidepressiven Wirkung signifikant wirksam gezeigt hat. In der Praxis erfolgt darüber hinaus (v.a. bei »psychotischen Dekompensationen« im Rahmen des Emotionsregulationsdefizits) häufig eine Behandlung mit (atypischen) Antipsychotika. Es gibt randomisiert-kontrollierte Studien für die Substanzen *Aripiprazol*, *Olanzapin* und *Quetiapin*, bei denen positive Effekte auf störungsassoziierte affektive, kognitive, psychosenahe und interpersonelle Symptome bzw. Probleme erreicht werden konnten. Über diese klinisch bereits langfristig etablierten Gruppen hinaus wurden bei der Borderline-Persönlichkeitsstörung mittlerweile auch andere Substanzen untersucht, die eher anderen Indikationen zugeschrieben werden bzw. noch keine klinische Zulassung besitzen. Durch *Omega-3-Fettsäuren* (Docosahexaensäure und Eicosapentaensäure) konnte ein positiver Effekt auf Suizidalität, Depression, globales Funktionsniveau und Impulsivität erreicht werden, und für das Neuropeptid *Oxytocin* wurde über eine Reduktion von stressassoziierter Dysphorie berichtet (Stoffers & Lieb 2015).
Insgesamt sollten Medikamente in der Behandlung der Borderline-Persönlichkeitsstörung jedoch deutlich hinter störungsspezifische Psychotherapieverfahren zurücktreten. Kurz- bis mittelfristige pharmakologische Symptomkontrolle kann in Krisensituationen sinnvoll sein bzw. notwendig werden. Langfristig kann sich hierdurch jedoch die Gefahr der Fehlattribuierung deutlich erhöhen und die Bereitschaft des Patienten abnehmen, sich auf einen psychotherapeutischen Prozess einzulassen. Dieser ist jedoch unabdingbar, um Patientinnen und Patienten eine Einsicht in die der Symptomatik zugrunde liegende Dynamik zu geben, neues zwischenmenschliches (Bindungs-)Erleben zu vermitteln und durch Erfahrungskorrektur die Grundlage für Selbstwirksamkeit zu legen.

Der nach Traumatisierung erkrankte Mensch

Ein Trauma ist nach ICD-10 eine Reaktion auf eine Situation »mit außergewöhnlicher Bedrohung oder katastrophenartigem Ausmaß, die bei fast jedem eine tiefe Verzweiflung hervorrufen würde«. Entsprechend dieser weit-

gefassten Definition sind zahlreiche Ereignisse dazu geeignet, einen Menschen zu traumatisieren bzw. eine Posttraumatische Belastungsstörung (PTBS; posttraumatic stress disorder, PTSD) auszulösen. Gesundheits- und soziopolitische Aktualität haben in diesem Zusammenhang leider wieder Krieg, Folter, Vertreibung, Flucht und Terroranschläge. Aber auch vom gesellschaftlichen bzw. politischen Kontext relativ unabhängige Situationen wie Naturkatastrophen, Unfälle, Überfälle, (langjährige) sexuelle oder physische Gewalt, Geiselnahme oder -haft, das Miterleben des plötzlichen bzw. gewaltsamen Todes eines (nahestehenden) Menschen oder die Diagnose einer lebensbedrohlichen Erkrankung sind regelmäßig Ursachen einer Traumatisierung.
Anders als Patienten mit einer Persönlichkeitsstörung, die hinsichtlich ihres Beschwerdebilds zum Zeitpunkt eines Therapiebeginns oft schon mehr oder weniger ausgeprägte (Teil-)Kompensationen hinsichtlich Symptomausprägung und des psychosozialen Funktionsverlustes aufweisen, fühlen sich traumatisierte Patientinnen und Patienten meist »aus dem Leben gerissen« und stehen zunächst überwiegend hilflos der akuten Symptombildung und den traumaassoziierten Einschränkungen gegenüber. Der Kontrast zwischen der Massivität der Symptome (Angst, Hyperarousal, Depression, Aggressionen, Albträume oder Schlafstörungen) und fehlenden »Instrumentarien« zu deren Kontrolle sowie der Bruch zwischen prämorbider und »traumatisierter« Lebensführung lässt die Patienten häufig in einen Teufelskreis eintreten, der durch die Angst um die eigene psychische und soziale Perspektive verstärkt wird. Auch das Auftreten von zuvor ich-dystonen Impulsen und Gefühlen (z. B. das Verlangen nach Rache gegenüber dem ehemaligen Peiniger oder emotionale Veränderungen in partnerschaftlichen oder familiären Beziehungen) können zusätzlich zu einem Infragestellen von zuvor als fest verankert angesehenen Werten und Vorstellungen führen. Dadurch droht der Verlust weiterer das »Selbst« stabilisierender Faktoren, und ein Gefühl der absoluten Haltlosigkeit kann sich einstellen. Durch diese Entwicklung wird das Umfeld der Betroffenen ebenfalls oft sehr stark aktiviert, und Familie, Partnerin, Freunde sowie Therapeuten sind durch das Trauma unmittelbar mitbetroffen. Der Andere wird zum Beobachter der (sub)akuten psychischen und sozialen Dekonstruktion einer Biografie, die hinsichtlich ihres bisherigen Verlaufs nachvollziehbar, vertraut, konform oder gewünscht gewesen sein kann und nicht (zwingend) psychopathologisch vorgeprägt war. Hierdurch wird die Einsicht gewonnen, dass dies so oder sehr ähnlich jederzeit auch die eigene Person betreffen könnte, was wiederum unmittelbar Nähe, Zuwendung und Empathie begünstigt. Gleichzeitig kann sich jedoch eine Angst einstellen, die vor allem aus dem Wissen bzw. der Ahnung um die eigene

unzureichende Resilienz und der Furcht vor der zerstörerischen Wirkung der traumassoziierten Symptomentwicklung resultiert. Die ausgeprägte und oft bedingungslose Hinwendung der Beteiligten zum traumatisierten Menschen kann auch durch den Wunsch nach unmittelbarer Symptomkontrolle erklärt werden, die einen antizipierten Kontrollverlust hinsichtlich des Lebens des Gegenübers, aber auch des eigenen Lebens verhindern soll.

Die Grundlagen der Annahme, dass ein von außen einwirkendes außergewöhnliches negatives Ereignis eine überdauernde, nicht primär somatische Symptomatik auslösen kann, reichen mittlerweile fast 150 Jahre zurück (RAY 2008). Vor dem Hintergrund der Industrialisierung finden sich in der angloamerikanischen Medizinliteratur ab den 1860er-Jahren erste inhaltliche Auseinandersetzungen mit Beschwerdebildern, die in zeitlichem Zusammenhang mit Komplikationen neuer technischer Errungenschaften oder den Möglichkeiten einer veränderten Kriegsführung auftraten. Unter dem Konzept des »railway spine syndrome« wurden beispielsweise Ende des 19. Jahrhunderts psychische Symptome subsumiert, die nach sich häufenden Unfällen des neuen Verkehrsmittels Eisenbahn auftraten und für die als Ursache mechanisch bedingte, organische »Mikrotraumata« des zentralen Nervensystems angenommen wurden (HODGES 1881). Darüber hinaus berichteten amerikanische Militärärzte während des amerikanischen Bürgerkriegs wiederholt über Soldaten, die infolge der Dauer oder Intensität ihres Fronteinsatzes einen vergleichbaren psychovegetativen Symptomkomplex aufwiesen. Doch erst durch die Systematik seiner »Hysterie«-Forschung an der Pariser Klinik Salpêtrière legte der französische Neurologe Jean-Martin Charcot den Grundstein für das Verständnis, dass extreme menschliche Verhaltensweisen auf psychische Ursachen zurückzuführen sein können. Die damals noch junge Schule der Psychoanalyse um Sigmund Freud und Pierre Janet griff diese Entwicklung auf und stellte die Hysterie als Subform der Neurose (zeitweise) in direkten Zusammenhang mit sexuellen Missbrauchserfahrungen entsprechender Patientinnen.

Insbesondere die veränderten Möglichkeiten des »modernen Krieges« führten dazu, dass bis zu 10 Prozent der eingesetzten Soldaten in den beiden Weltkriegen aufgrund kriegsassoziierter psychosomatischer Beschwerden (»Bombenschock«, »Schützengraben-« oder »Physioneurose«) dienstuntauglich wurden (LAMPRECHT & SACK 2002). Die ab den 1960er-Jahren relativ extensive Forschung hinsichtlich der Symptomatik von Überlebenden der Konzentrationslager (»KZ-Überlebenssyndrom«, »Kernsyndrom«) zeigte, dass die Akut- und Residualsymptomatik unmittelbar kriegsbedingter und ziviler Traumata in großen Teilen identisch ist (CHODOFF 1963; KRYSTAL

1969). Eine deutliche Zäsur war jedoch der Vietnam-Krieg, durch den die (amerikanische) Öffentlichkeit ab den 1970er-Jahren mit weit über einer halben Million psychisch erkrankter Kriegsveteranen konfrontiert wurde. Durch eine schnell wachsende Selbsthilfestruktur, eine starke Interessenvertretung sowie einen proaktiven Auf- und Ausbau von Kontakten zu wissenschaftlichen Facheinrichtungen waren es nicht zuletzt die Betroffenen selbst, die gegen teilweise massive politische und gesellschaftliche Widerstände eine systematische Erforschung ihrer Traumafolgesymptomatik (»Post-Vietnam syndrome«) vorantrieben (Löwe u.a. 2005). So kam es in der Folge nicht nur dazu, dass z.B. das Auftreten typischer Symptommuster nach (repetitiven) traumatisierenden Situationen bei zuvor gesunden Menschen detailliert beschrieben und Kernsymptome einer Traumatisierung (z.B. Intrusionen oder Vermeidungsverhalten) herausgearbeitet wurden (Horowitz 1976). Immer deutlicher wurde auch, dass ein hohes Maß an syndromaler Überschneidung mit psychischen Folgen anderer Formen von Extrembelastung besteht (z.B. dem »Vergewaltigungstraumasyndrom« von Burgess & Holmstrom, 1974, oder Symptomkonstellationen nach Unfällen, beschrieben durch Parker 1977). Dieser Entwicklung Rechnung tragend wurden die Entitäten der »gross stress reaction« (DSM-I) und der »transient situational disturbance« (DSM-II), die jeweils noch einen starken Einfluss invalidisierender Persönlichkeitsanteile bei traumatisierten Patienten postulierten, schließlich im Jahr 1980 durch die »posttraumatic stress disorder« (PTSD) im DSM-III ersetzt. Seitdem wurde die PTSD hinsichtlich ihrer Diagnosekriterien zunächst kaum modifiziert. In der ICD und dem DSM-IV ist bzw. war Voraussetzung für die Diagnose der PTBS das persönliche Er- bzw. Durchleben eines Ereignisses von außergewöhnlicher Bedrohung oder katastrophalem Ausmaß, in dessen Zusammenhang Betroffene mit Schrecken und Angst reagiert haben. Innerhalb eines Zeitraums von sechs Monaten wird dadurch ein überdauernder psychophysischer Symptomkomplex ausgelöst, der durch verschiedene Formen des »Wiedererlebens« des Auslösers (z.B. Intrusionen, Flashbacks, Albträume), ein Vermeidungsverhalten gegenüber traumassoziierten Stimuli, amnestische Episoden, eine starke Erregbarkeit, Defizite der Impulskontrolle, kognitive Defizite sowie Angst und affektive Symptome charakterisiert sein kann.

Etwa 2 Prozent der deutschen Allgemeinbevölkerung sind an einer PTBS erkrankt. Risikofaktoren sind insbesondere das weibliche Geschlecht, bereits bestehende psychische Erkrankungen sowie komplizierte soziale Verhältnisse. Darüber hinaus wird die Entstehung der PTBS durch ungünstige politische, infrastrukturelle oder geografische Umstände (z.B. Kriegszustand, fragile staatliche Strukturen oder häufige Naturkatastrophen), wiederholt auftretende und lang andauernde Traumata und willentlich durch Dritte ausgeübte Gewalt begünstigt. Eine Depression oder Angststörungen treten bei fast der Hälfte der Patientinnen und Patienten als Begleiterkrankungen oder nach Abklingen der Kernsymptomatik als sogenannte »Traumafolgestörungen« auf, und Versuche der Symptomkontrolle haben häufig Suchterkrankungen zur Folge.

Neurobiologische Befunde der PTBS bestehen insbesondere in Form von strukturellen und funktionellen Veränderungen innerhalb des (para)limbischen Systems. In diesem Zusammenhang wurde lange diskutiert, ob es sich dabei um eine organische Folge einer Traumatisierung oder einen prädisponierenden Faktor für die Entwicklung einer PTBS handelt. Insbesondere der wiederholt replizierte Befund einer Volumenminderung des Hippocampus wurde diesbezüglich relativ intensiv beforscht; aktuell gibt es eine Tendenz, dass verkleinerte Hippocampi am ehesten als (genetisch determinierter) Vulnerabilitätsfaktor für die Entstehung einer PTBS zu werten sein könnten. Auch aus Familienstudien bzw. molekulargenetischen Untersuchungen ergaben sich in den letzten Jahren Hinweise auf eine erbliche Komponente in der Pathogenese der PTBS. In diesem Zusammenhang scheinen invalidisierende Einflüsse insbesondere in Form von Veränderungen in Systemen zu bestehen, die an der Emotionsregulation (Serotonin, Dopamin, Glutamat) oder der Neurogenese bzw. -protektion (brain-derived neurotrophic factor, BDNF) beteiligt sind (Voisey u. a. 2014). Ein mehrfach replizierter Befund ist auch die veränderte biologische »Stressantwort«, die sich auch bei anderen stressassoziierten Erkrankungen, wie z. B. affektiven Störungen, finden lässt. Im Gegensatz zu depressiven Patienten, die überwiegend erhöhte Kortisolwerte aufweisen, bestehen bei PTBS-Patienten jedoch Hinweise auf einen Hypokortisolismus und eine verstärkte Feedback-Hemmung durch den Glukokortikoid-Rezeptor (Pitman u. a. 2012).

Pharmakologische Therapieansätze, die sich teilweise aus den biologischen Befunden ableiten, bestehen vor allem in Form von etablierten antidepressiven Substanzen aus der Gruppe der selektiven Serotonin-Wiederaufnahmehemmern (SSRI). In Deutschland besitzen gegenwärtig *Sertralin* und *Paroxetin* eine Zulassung für die Behandlung der PTBS. Vor dem Hintergrund der Hypoaktivität des Stresshormonsystems untersuchten mehrere Arbeiten in der jüngeren Vergangenheit jedoch auch einen prophylaktischen Effekt von Glukokortikoiden bei Menschen, die potenziell traumatisierende Situationen durchlebten. Hierbei zeigte sich wiederholt, dass die Gabe von Hydrocortison unmittelbar nach dem Ereignis die Auftretenswahrscheinlichkeit einer

PTBS signifikant verringerte (Amos u.a. 2014). Insgesamt steht jedoch die medikamentöse Behandlung deutlich hinter einer störungsspezifischen Psychotherapie zurück.

In der **psychotherapeutischen Behandlung** traumatisierter Patientinnen und Patienten gibt es die meisten wissenschaftlich fundierten Wirksamkeitsnachweise für die *traumafokussierte kognitive Verhaltenstherapie*, welche sich in der klinischen Praxis bereits fest etabliert hat. Hierbei nehmen die *»prolongierte Exposition« (PE)* und die *»kognitive Verarbeitungstherapie«* (cognitive processing therapy, CPT) eine prominente Rolle ein. Die PE basiert auf der Annahme, dass sich entsprechend dem Furchtstrukturmodell durch die Traumatisierung psychophysische Engramme gebildet haben, die sowohl durch Flashbacks, Albträume oder Intrusionen als auch durch ein Vermeidungsverhalten gegenüber traumaassoziierten Stimuli verstärkt bzw. gefestigt werden. Vor diesem Hintergrund werden, meist eingebettet in eine Psychoedukation, wiederholt in sensu bzw. in vivo Expositionen durchgeführt, um unmittelbar eine Habituation gegenüber den psychischen und somatischen Traumaäquivalenten sowie mittelbar eine adäquate Verarbeitung des traumatisierenden Ereignisses zu erreichen (McLean & Foa 2011). Die CPT geht hingegen davon aus, dass ein traumatisches Ereignis sich inkongruent zu bereits bestehenden Schemata (v.a. im moralischen und ethischen Kontext) verhält, die sich sowohl auf das Selbst als auch auf die (soziale) Umwelt beziehen. Die PTBS wird demnach durch eine dysfunktionale Integration des Traumas in die Schemata ausgelöst. Dadurch wird die Ausbildung neuer, inhaltlich durch das Trauma geprägter Kognitionen und Reaktionsweisen begünstigt, die schließlich zu Symptombildung und Leidensdruck führen. Dieser Entwicklung begegnet die CPT durch fokussierte kognitive Umstrukturierung, nachdem das Trauma und dessen Folgen für die persönlichen Wahrnehmungen und Bewertungen zuvor durch die Betroffenen (wiederholt) verschriftlicht wurden (Chard u.a. 2012).

Darüber hinaus wird seit Mitte der 1980er-Jahre auch die Technik *EMDR*, *»Eye Movement Desensitization and Reprocessing«* (Shapiro 2001), erfolgreich in der Behandlung der PTBD angewandt. Durch therapeutisch angeleitete rhythmisierte horizontale Augenbewegungen (überwiegend unterstützt durch alternierende bilaterale visuelle oder auditive Stimulation) und die simultane thematische Fokussierung auf das traumatische Ereignis soll eine Abschwächung der emotionalen Belastung, des Hyperarousals und traumaassoziierter Kognitionen erreicht werden. Als zugrunde liegender Mechanismus wird überwiegend eine Verbesserung der funktionalen »Kommunikation« zwischen beiden Gehirnhemisphären postuliert (durch die wiederum eine

Reorganisation autobiografischer Gedächtnisinhalte, eine Verbesserung der kognitiven Flexibilität und die Trennung der psychophysischen Traumakomponenten begünstigt werden soll; CHRISTMAN u.a. 2003). Lange wurde EMDR kontrovers diskutiert, mittlerweile liegen jedoch zahlreiche Wirksamkeitsnachweise aus randomisiert-kontrollierten Therapiestudien vor (sowohl für die Monotherapie als auch als Kombinationstherapie mit kognitiv-verhaltenstherapeutischen Verfahren).

Psychodynamische Verfahren stehen hinsichtlich ihrer Bedeutung in der Behandlung der PTBS bisher deutlich hinter den zuvor genannten Verfahren zurück. Obwohl sie in der Praxis relativ häufig eingesetzt werden, wurde deren Wirksamkeit in den letzten 35 Jahren ausschließlich in einer Studie von BROM u.a. (1989) untersucht. Danach war eine psychodynamische Kurzeittherapie (18 Therapiesitzungen) hinsichtlich der Verringerung von Intrusionen und Vermeidungsverhalten vergleichbar effektiv wie Hypnose und graduierte Exposition.

Unabhängig von der Technik zeigt sich, dass die Behandlung der PTBS im Vergleich zur Therapie anderer psychischer Erkrankungen für alle Beteiligten häufig stark angstbesetzt ist. Nicht selten ängstigen sich Patienten und Angehörige, aber auch Therapeuten insbesondere vor »Nebenwirkungen« der Psychotherapie, vor einer weiteren oder erneuten Verschlechterung der Symptomatik. Besonders häufig wird befürchtet, dass im Kontext von Konfrontationsverfahren eine »Retraumatisierung« oder eine Verstärkung bzw. Reaktivierung der PTBS-Symptomatik durch traumaassoziierte Stimuli stattfindet und dadurch die »Abwärtsspirale« aufrechterhalten oder sogar weiter beschleunigt wird. Dies kann dazu führen, dass der psychotherapeutische Prozess mittel- und langfristig durch (am Anfang sehr wichtige!) Aspekte wie Beziehungsarbeit oder Stabilisierung dominiert wird und eine graduelle Exposition vermieden oder nur »halbherzig« durchgeführt wird. Gemäß den Arbeiten von FOA und KOZAK (1986) ist jedoch die – therapeutisch begleitete – vollständige und wiederholte Aktivierung der Furchtstrukturen notwendig, um die dort »abgelegten« traumassoziierten psychophysischen Engramme abzuschwächen (Habituation) und so mittelbar eine dauerhafte Symptomverbesserung zu erreichen. Zwar bleiben wieder genesene PTBS-Betroffene langfristig vulnerabel hinsichtlich einer Retraumatisierung (d.h. des Wiederauftretens des Vollbilds der PTBS-Symptomatik) durch erneute Schreckenserlebnisse; eine – vorbereitete – Konfrontation mit traumassoziierten Stimuli ist jedoch nicht mit einer erhöhten Rezidivwahrscheinlichkeit verbunden (SCHOCK u.a. 2010). Auf der Basis einer tragfähigen und vertrauensvollen Beziehung sollte im spezialisierten

Setting deshalb auf allen Seiten die Angst davor abgelegt werden, »in das Trauma hineinzugehen«, um allen Beteiligten die Erfahrung einer effektiven Traumaarbeit zu ermöglichen.

Schließlich sei noch kurz ein Überblick über gegenwärtige Entwicklungen erlaubt. Es ist sicherlich nicht zu hoch gegriffen, wenn man die Veröffentlichung des DSM-5 im Jahr 2013 und die damit verbundenen Änderungen der PTBS-Diagnostikkriterien als eine weitere (überwiegend positive) Zäsur hinsichtlich des Verständnisses von Traumatisierung bezeichnet. Im Rahmen der Revision wurde PTBS in eine eigene Störungsgruppe (»Trauma- und belastungsbezogene Störungen«) einsortiert. Spezifische Symptomgruppen (»Wiedererleben«, »Erstarrung«, »Arousal«, »Vermeidung«, »überdauernde negative Veränderungen in Kognition und Stimmung«) wurden gebildet und das »Kriterium A2 (Vorliegen einer akuten subjektiven Reaktion auf das Trauma)« ersatzlos gestrichen. Die diagnostischen Rahmenbedingungen für Kinder und Jugendliche wurden ebenfalls angepasst (Herabsetzung des Erstdiagnosealters und gesonderte Kriterien für Kinder unter sechs Jahren, die insbesondere den Ausdrucks- und Verarbeitungsmöglichkeiten in dieser Altersklasse Rechnung tragen). Darüber hinaus wurde die Möglichkeit einer »mittelbaren Traumatisierung« geschaffen, die beispielsweise durch eine telefonische Übermittlung einer Unfallbenachrichtigung oder durch eine Involvierung als Zeuge erfolgen kann (Kapfhammer 2014). Insbesondere der letzte Aspekt eröffnet erhebliche Chancen, beinhaltet aber sicherlich auch einige Risiken. Zunächst erscheint es sehr sinnvoll und begrüßenswert, durch die Erweiterung der Traumatisierungsmöglichkeiten individuellen Unterschieden in der Stressvulnerabilität Rechnung zu tragen. Genauso wie es Menschen gibt, die extrem bedrohliche Situationen »unverwundet« überstehen, können andere sicherlich schon durch eine (wiederholte) indirekte Involvierung in ein Trauma das Vollbild einer PTBS entwickeln. Vor diesem Hintergrund bildet die Erweiterung des Traumabegriffs richtigerweise die Grundlage dafür, mittelbar Traumatisierte (v. a. Mitglieder von Risikoberufsgruppen wie Rettungskräfte oder Soldaten) im Fall einer Symptombildung in bestehende Behandlungsstrukturen zu integrieren. Auf der anderen Seite birgt die begriffliche Ausweitung auch ein gewisses Risiko der Überdiagnostik, die – ähnlich wie bei der »Neurose« – sowohl zur Unschärfe in der Begriffsbestimmung, zu symptombezogenen Fehlattribuierungen sowie zu einer »Überbeanspruchung« der störungsspezifischen therapeutischen Infrastruktur führen kann. Für die 11. Revision der ICD zeichnet sich einerseits eine deutlich abweichende Konzeptualisierung der PTBS ab, die sich höchstwahrscheinlich vor allem in einer deutlich restriktiveren Definition der spezifischen Symptomkonstellation äußern wird. Andererseits zeigt das hier vorgesehene Konzept der »komplexen PTBS«, dass auch die ICD individuellen Faktoren in der Symptomentwicklung stärker Rechnung tragen will, als dies bisher geschehen ist. Die »komlexe PTBS« stellt eine besondere Form der PTBS dar, die durch schwere, lang anhaltende oder repetitive Traumata (z. B. Versklavung, sexueller Missbrauch in der Kindheit oder Folter) entstehen kann. Neben den Kernsymptomen der PTBS treten hierbei zusätzlich schwere und anhaltende Störungen des Affekts, des Selbstkonzeptes sowie der Beziehungsgestaltung auf, die weitestgehend unabhängig von einer Trauma-Reexposition sind und einer besonderen Behandlung bedürfen (z. B. Maßnahmen zur Verbesserung der Impuls- und Affektkontrolle). Insgesamt wird deutlich, dass sich in Zukunft im Bereich der PTBS mehr »Gestaltungsspielraum« für Patienten und Therapeuten ergeben kann. Um der Intention einer individuelleren Diagnostik und Behandlungsplanung wirklich gerecht zu werden, muss dieser jedoch verantwortungsvoll genutzt werden.

Literatur

AMAD, A.; RAMOZ, N.; THOMAS, P.; JARDRI, R.; GORWOOD, P. (2014): Genetics of borderline personality disorder: systematic review and proposal of an integrative model. Neuroscience and Biobehavioral Review, 40, S. 6 – 19.

AMOS, T.; STEIN, D.J.; IPSER, J.C. (2014): Pharmacological interventions for preventing post-traumatic stress disorder (PTSD). Cochrane Database of Systematic Reviews, 7: CD006239.

BANDELOW, B. U. A. (2014): S3-Leitlinie Behandlung von Angststörungen. www.awmf.org/leitlinien/detail/ll/051-028.html (8.5.2016).

BANDURA, A. (1976): Lernen am Modell. Ansätze zu einer sozial-kognitiven Lerntheorie. Stuttgart: Klett.

BATEMAN, A.W.; FONAGY, P. (2004): Mentalization-based treatment of BPD. Journal of Personality Disorders, 18, S. 36 – 51.

BATESON, G. (1981): Ökologie des Geistes. Frankfurt/Main: Suhrkamp.

BEHAR, E.; DIMARCO, I.D.; HEKLER, E.B.; MOHLMAN, J.; STAPLES, A.M. (2009): Current theoretical models of generalized anxiety disorder (GAD): conceptual review and treatment implications. Journal of Anxiety Disorders, 23, S. 1011 – 1023.

BISKIN, R.S. (2015): The lifetime course of borderline personality disorder. Canadian Journal of Psychiatry, 60, S. 303 – 308.

BLEULER, M. (1972): Die schizophrenen Geistesstörungen im Lichte langjähriger Kranken- und Familiengeschichten. Stuttgart: Thieme.

BLEULER, M. (1987): Schizophrenie als besondere Entwicklung. In: DÖRNER, K. (Hg.): Neue Praxis braucht neue Theorie. Gütersloh: Jakob van Hoddis.

BLUM, N.; ST JOHN, D.; PFOHL, B.; STUART, S.; MCCORMICK, B.; ALLEN, J.; ARNDT, S.; BLACK, D.W. (2008): Systems Training for Emotional Predictability and Problem Solving (STEPPS) for outpatients with borderline personality disorder: a randomized controlled trial and 1-year follow-up. American Journal of Psychiatry, 165, S. 468 – 478.

BORKOVEC, T.D. (1994): The nature, functions, and origins of worry. In: G. DAVEY, F. TALLIS (Hg.): Worrying: perspectives on theory assessment and treatment. Chichester: Wiley & Sons, S. 5 – 33.

BROM, D.; KLEBER, R.J.; DEFARES, P.B. (1989): Brief psychotherapy for posttraumatic stress disorders. Journal of Consulting and Clinical Psychology, 5, S. 607 – 612.

Burgess, A.W.; Holmstrom, L.L. (1974): Rape trauma syndrome. American Journal of Psychiatry, 131, S. 981–986.

Calkins, A.W.; Berman, N.C.; Wilhelm, S. (2013): Recent advances in research on cognition and emotion in OCD: a review. Current Psychiatry Reports, 15, S. 357.

Chard, K.M.; Ricksecker, E.G.; Healy, E.T.; Karlin, B.E.; Resick, P.A. (2012): Dissemination and experience with cognitive processing therapy. Journal of Rehabilitation Research and Development, 49, S. 667–678.

Chodoff, P. (1963): Late effects of concentration camp syndrome. Archives of General Psychiatry, 8, S. 323–333.

Clark, D.M.; McManus, F. (2002): Information processing in social phobia. Biological Psychiatry, 51, S. 92–100.

Clark, D.M.; Wells, A. (1995): A cognitive model of social phobia. In: R.G. Heimber, M. Liebowitz, D. Hope, F. Schneier (Hg.): Social phobia: diagnosis, assessment and treatment. New York: Guilford Press, S. 69–93.

Dorahy, M.J.; Brand, B.L.; Sar, V.; Krüger, C.; Stavropoulos, P.; Martínez-Taboas, A.; Lewis-Fernández, R.; Middleton, W. (2014): Dissociative Identity disorder: an empirical overview. The Australian and New Zealand Journal of Psychiatry, 48, S. 402–417.

Dugas, M.J.; Freeston, M.H.; Ladouceur, R. (1997): Intolerance of uncertainty and problem orientation in worry. Cognitive Therapy and Research, 21, S. 593–606.

Ehret, A.; Berking, M. (2013): DSM-IV und DSM-5: Was hat sich tatsächlich verändert? Verhaltenstherapie, 23, S. 258–266.

Fine, C.G. (2004): Zielorientiertes Integrationsmodell – ein kognitives Therapiemodell für die Behandlung der dissoziativen Identitätsstörung und ihr verwandter Störungen. In: L. Reddemann, A. Hofmann, U. Gast (Hg.): Psychotherapie der dissoziativen Störungen. Stuttgart: Thieme, S. 100–123.

Foa, E.B.; Kozak, M.J. (1986): Emotional processing of fear: exposure to corrective information. Psychol Bull, 99(1), S. 20–35.

Frances, A. (2013): Normal – gegen die Inflation psychiatrischer Diagnosen. Koln: DuMont.

Freud, A. (1936): Das Ich und die Abwehrmechanismen. Frankfurt/Main: Fischer, 16. Aufl. 2000.

Galvao-de Almeid, A. u. a. (2013): The impacts of cognitive-behavioral therapy on the treatment of phobic disorders measured by functional neuroimaging techniques: a systematic review. Revista Brasileira de Psiquiatria, 35, S. 279–283.

GOODMAN, M.; ROIFF, T.; OAKES, A.H.; PARIS, J. (2012): Suicidal risk and Management in borderline personality disorder. Current Psychiatry Reports, 14, S. 79–78.

GORMAN, J.M.; KENT, J.M.; SULLIVAN, G.M.; COPLAN, J.D. (2000): Neuroanatomical hypothesis of panic disorder, revised. American Journal of Psychiatry, 157, S. 493–505

GUILFORD PRESS.

HAYES, S.C.; LUOMA, J.B.; BOND, F.W.; MASUDA, A.; LILLIS, J. (2006): Acceptance and commitment therapy: model, processes and outcomes. Behaviour Research and Therapy, 44, S. 1–25.

HENNINGSEN, P.; ZIPFEL, S.; HERZOG, W. (2007): Management of functional somatic syndromes. Lancet, 369, S. 946–955.

HODGES, R.M. (1881): So-called concussion of the spinal cord. Boston Medical and Surgical Journal, 104, S. 388.

HOROWITZ, M.J. (1976): Stress response syndrome. New York: Aronson.

KAPFHAMMER, H.P. (2014): Trauma- und stressorbezogene Störungen. Diagnostische Konzeptualisierung im DSM-5. Nervenarzt, 85, S. 553–563.

KAPLAN, R.A.; ROSSELL, S.L.; ENTICOTT, P.G.; CASTLE, D.J. (2013): Own-body perception in body dysmorphic disorder. Cognitive Neuropsychiatry, 18, S. 594–614.

KERNBERG, O.F. (1975): Borderline conditions and pathological narcissism. New York: Aronson.

KERNBERG, O.F.; YEOMANS, F.E.; CLARKIN, J.F.; LEVY, K.N. (2008): Transference focused psychotherapy: overview and update. The International Journal of Psychoanalysis, 89, S. 601–620.

KIRMAYER, L.J.; TAILLEFER, S. (1997): Somatoform disorders. In: S.M. TURNER, M. HERSEN (Hg.): Adult psychopathology and diagnosis. New York: Wiley, S. 333–383.

KLUFT, R.P. (1985): Childhood multiple personality disorder: predictors, clinical findings, and treatment results. In: R.P. KLUFT (Hg.): Childhood Antecedents of Multiple Personality. Washington, DC: American Psychiatric Press, S. 167–196.

KÖHLING, J.; EHRENTHAL, J.C.; LEVY, K.N.; SCHAUENBURG, H.; DINGER, U. (2015): Quality and severity of depression in borderline personality disorder: a systematic review and meta-analysis. Clin Psychol Rev, 37, S. 13–25.

KORDON, A. u. a. (2013): S3-Leitlinie Zwangsstörungen. www.awmf.org/leitlinien/detail/ll/038-017.html (8. 5. 2015).

KOZLOWSKA, K. (2007): The developmental origins of conversion disorders. Clinical Child Psychology and Psychiatry, 12, S. 487–510.

KRYSTAL, H. (1969): Massive psychic trauma. New York: International Universities Press.

LAMPRECHT, F.; SACK, M. (2002): Posttraumatic stress disorder revisited. Psychosomatic Medicine, 64, S. 222–237.Latas & Milovanovic 2014;

LEVINAS, E. (1992): Jenseits des Seins oder anders als Sein geschieht. Freiburg/ Breisgau: Alber.

LIEBOWITZ, M.R.; GORMAN, J.M.; FYER, A.J. u. a. (1985): Social phobia: review of a neglected anxiety disorder. Archives of General Psychiatry, 42, S. 729–736.

LINEHAN, M. (1996): Dialektisch-behaviorale Therapie der Borderline-Persönlichkeitsstörung. Munchen: CIP-Medien.

LINEHAN, M.M.; ARMSTRONG, H.E.; SUAREZ, A. u. a. (1991): Cognitive-behavioral treatment of chronically parasuicidal borderline patients. Archives of General Psychiatry, 48, S. 1060–1064.

LÖWE, B.; HENNINGSEN, P.; HERZOG, W. (2005): Geschichte einer politisch unerwunschten Diagnose: Die posttraumatische Belastungsstorung. Psychotherapie, Psychosomatik, Medizinische Psychologie, 56, S. 182–187.

MAHAR, I.; BAMBICO, F.R.; MECHAWAR, N.; NOBREGA, J.N. (2014): Stress, serotonin, and hippocampal neurogenesis in relation to depression and antidepressant effects. Neuroscience and Biobehavioral Reviews, 38, S. 173–192.

MAK, A.D.; LAM, L.C. (2013): Neurocognitive profiles of people with borderline personality disorder. Current opinion in psychiatry, 26, S. 90–96.

MARKS, I.M. (1970): The classification of phobic disorders. British Journal of Psychiatry, 116, S. 377–386.

MCLEAN, C.P.; FOA, E.B. (2011): Prolonged exposure therapy for post-traumatic stress disorder: a review of evidence and dissemination. Expert Reviews of Neurotherapeutics, 11, S. 1151–1163.

MEYER, V. (1966): Modification of expectations in cases with obsessional rituals. Behaviour Research and Therapy, 4, S. 273–280.

MORSELLI, E. (1891): Sulla dismorfofobia e sulla tafefobia, due forme non ancora descritte di Pazzia con idee fisse. Bollettini della Regia Academia delle Scienze Mediche di Genova, 6, S. 110–119.

PARKER, N. (1977): Accident litigants with neurotic symptoms. Medical Journal of Australia, 2, S. 318–322.

PAWLOW, I. (1927): Conditioned reflexes: An investigation of the physiological activity of the cerebral cortex. London: Oxford University Press.

PENNAY, A.; CAMERON, J.; REICHERT, T.; STRICKLAND, H.; LEE, N.K.; HALL, K.; LUBMAN, D.I. (2011): A systematic review of interventions for co-occurring substance use disorder and borderline personality disorder. Journal of Substance Abuse Treatment, 41, S. 363–373.

PIAGET, J. (1978): Das Weltbild des Kindes. Stuttgart: Klett-Cotta.

PITMAN, R.K.; RASMUSSON, A.M.; KOENEN, K.C.; SHIN, L.M.; ORR, S.P.; GILBERTSON, M.W.; MILAD, M.R.; LIBERZON, I. (2012): Biological studies of post-traumatic stress disorder. Nature Reviews Neuroscience, 13, S. 769–787.

PLAG, J.; SCHUMACHER, S.; STRÖHLE, A. (2014): Generalisierte Angststorung. Nervenarzt, 85, S. 1185–1194.

PLAG, J.; STRÖHLE, A. (2012): Pharmakotherapie der Angststorungen. In: G. GRÜNDER, O. BENKERT (Hg.): Handbuch der psychiatrischen Pharmakotherapie. Berlin: Springer, S. 325–336.

RAY, S.L. (2008): Evolution of posttraumatic stress disorder and future directions. Archives of Psychiatric Nursing, 22, S. 217–225.

ROSA, H. (2016): Resonanz. Eine Soziologie der Weltbeziehung. Berlin: Suhrkamp.

SAAL, F. (1996): Warum sollte ich jemand anderes sein wollen? Gütersloh: Jakob van Hoddis.

SCHAEFERT, R.; HAUSTEINER-WIEHLE, C.; HÄUSER, W.; RONEL, J.; HERRMANN, M.; HENNINGSEN, P. (2012): Clinical Practice Guideline: Nonspecific, functional and somatoform bodily complaints. Deutsches Arzteblatt Int, 109, S. 803–813.

SCHOCK, K.; ROSNER, R.; WENK-ANSOHN, M.; KNAEVELSRUD, C. (2010): Retraumatisierung – Annäherung an eine Begriffsbestimmung. Psychotherapie, Psychosomatik, Medizinische Psychologie, 60, S. 243–249.

SHAPIRO, F. (2001): Eye movement desensitization and reprocessing: basic principles, protocols and procedures. New York: Guilford Press, 2. Aufl.

SKINNER, B.F. (1956): A case history in scientific method. American Psychologist, 11(5), S. 221–233.

SKINNER, B.F. (1968): The technology of teaching. New York: Meredith.

STOFFERS, J.M.; LIEB, K. (2015): Pharmacotherapy for borderline personality disorder – current evidence and recent trends. Current Psychiatry Reports, 17, S. 534.

STOFFERS, J.M.; VÖLLM, B.A.; RÜCKER, G.; TIMMER, A.; HUBAND, N.; LIEB, K. (2012): Psychological therapies for people with borderline personality disorder. Cochrane Database of Systematic Reviews, 8: CD005652.

Uexküll, T. von (2001): Psychosomatische Medizin. Munchen: Urban & Schwarzenberg, 6. Aufl.

Uexküll, T. von; Wesiack, W. (1988): Theorie der Humanmedizin. München: Urban & Schwarzenberg.

Van Houtem, C.M.; Laine, M.L.; Boomsma, D.I.; Ligthart, L.; van Wijk, A.J.; De Jongh, A. (2013): A review and meta-analysis of the heritability of specific phobia subtypes and corresponding fears. Journal of Anxiety Disorders, 27 S. 379–388.

Van Zutphen, L.; Siep, N.; Jacob, G.A.; Goebel, R.; Arntz, A. (2015): Emotional sensitivity, emotion regulation and impulsivity in borderline personality disorder: a critical review of fMRI studies. Neuroscience and Biobehavioral Reviews, 51, S. 64–76.

Voisey, J.; Young, R.M.; Lawford, B.R.; Morris, C.P. (2014): Progress towards understanding the genetics of posttraumatic stress disorder. Journal of Anxiety Disorders, 28, S. 873–883.

Weingarten, C.; Stauden, T. (2015): Neuroimaging for psychotherapy research: current trends. Psychotherapy Research, 25(2), S. 185–213.

Wells, A. (2009): Metacognitive therapy for anxiety and depression. New York:

Witthöft, M.; Hiller, W. (2010): Psychological approaches to origins and treatments of somatoform disorders. Annual Review of Clinical Psychology, 6, S. 257–283.